PUTZ DICH
SCHLANK!

W0171210

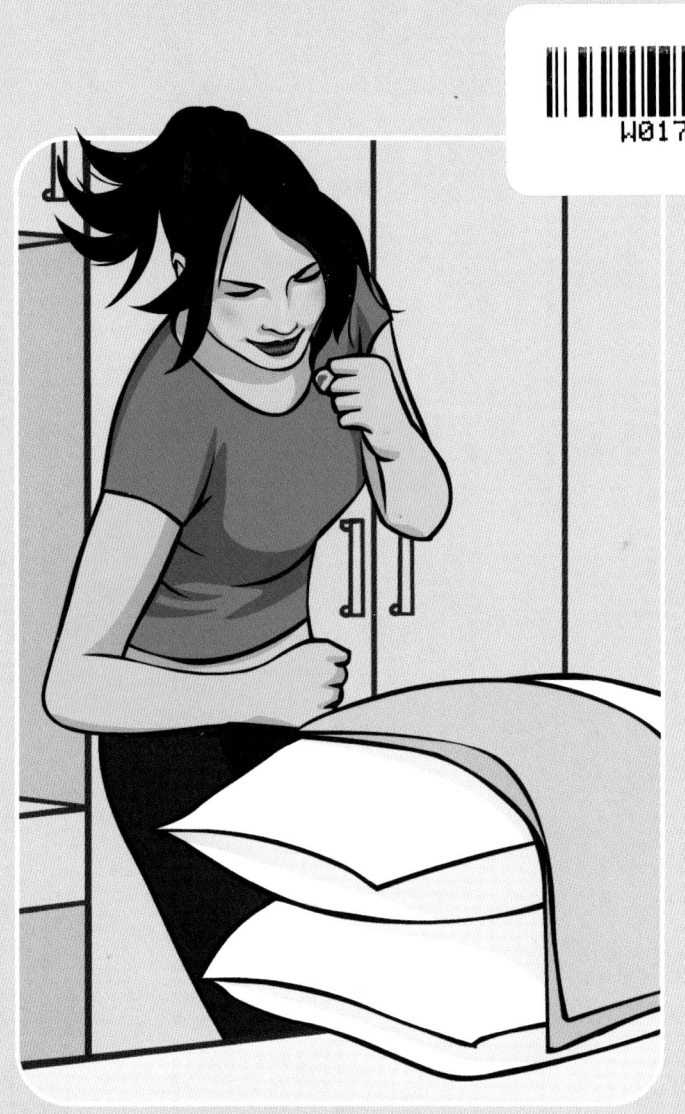

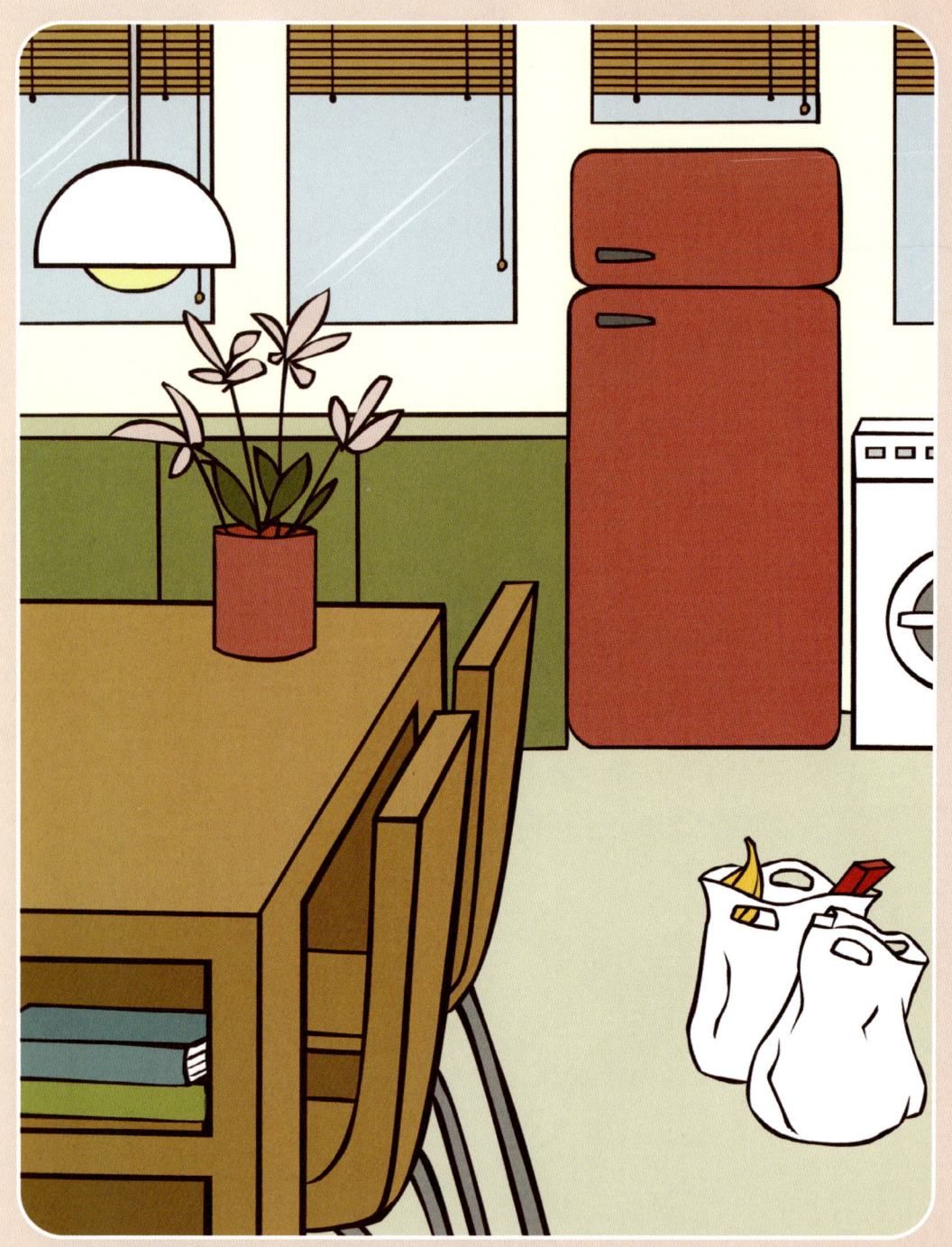

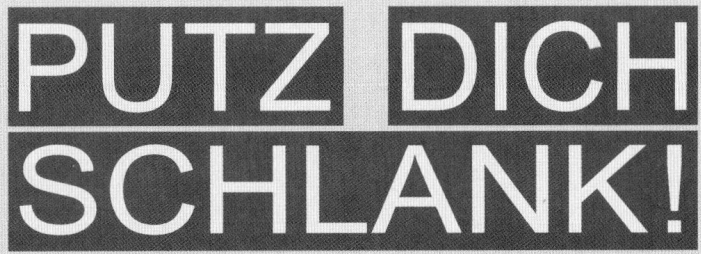

PUTZ DICH SCHLANK!

DAS HAUSHALTS-WORKOUT

Anne-Marie Millard

aus dem Englischen
von Britta Fehrmann

DÖRFLER·VERLAG

First published in 2005 under the title
THE KITCHEN GYM by Hamlyn,
a division of Octopus Publishing Group Ltd,
2–4 Heron Quays, London E14 4JP

© Octopus Publishing Group Ltd 2005
All rights reserved.
© der deutschen Ausgabe:
DÖRFLER VERLAG GmbH, Eggolsheim

Übersetzung: Britta Fehrmann
Lektorat: Ute Böhr
Satz: caroline götzger | berlin
Designer: Janis Utton
Illustrator: Ruth Thomlevold

Alle Rechte vorbehalten.
Kein Teil des Werkes darf in irgendeiner Form
(durch Fotokopie, Mikrofilm oder ein ähnliches
Verfahren) ohne die schriftliche Genehmigung
des Verlages reproduziert oder unter Ver-
wendung elektronischer Systeme verarbeitet,
vervielfältigt oder verbreitet werden.

Im Internet finden Sie unser Verlagsprogramm
unter: www.doerfler-verlag.de

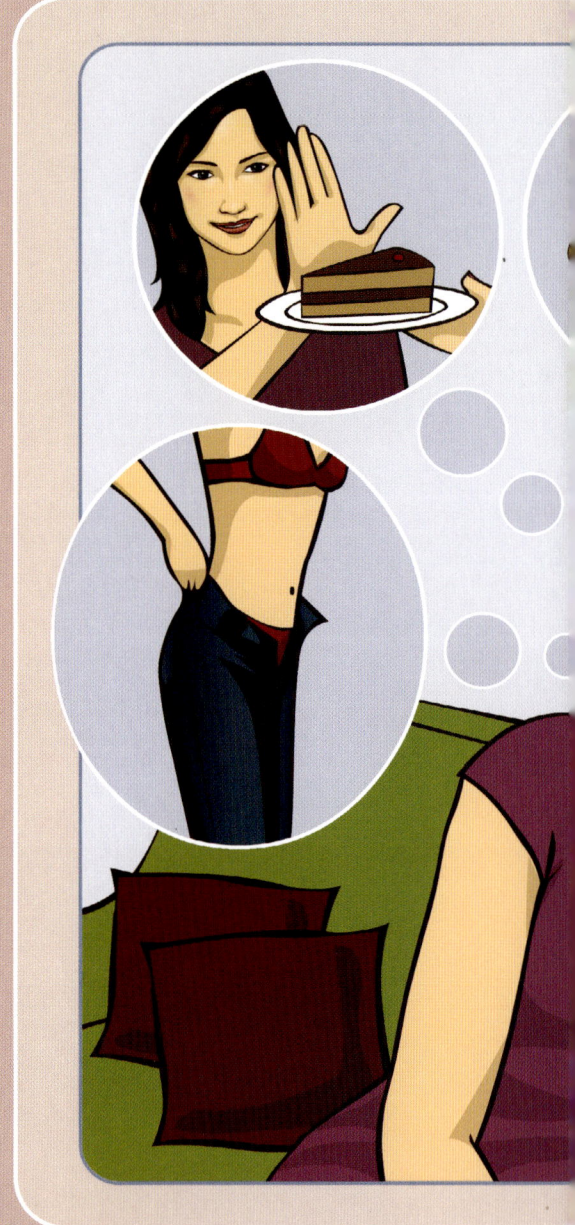

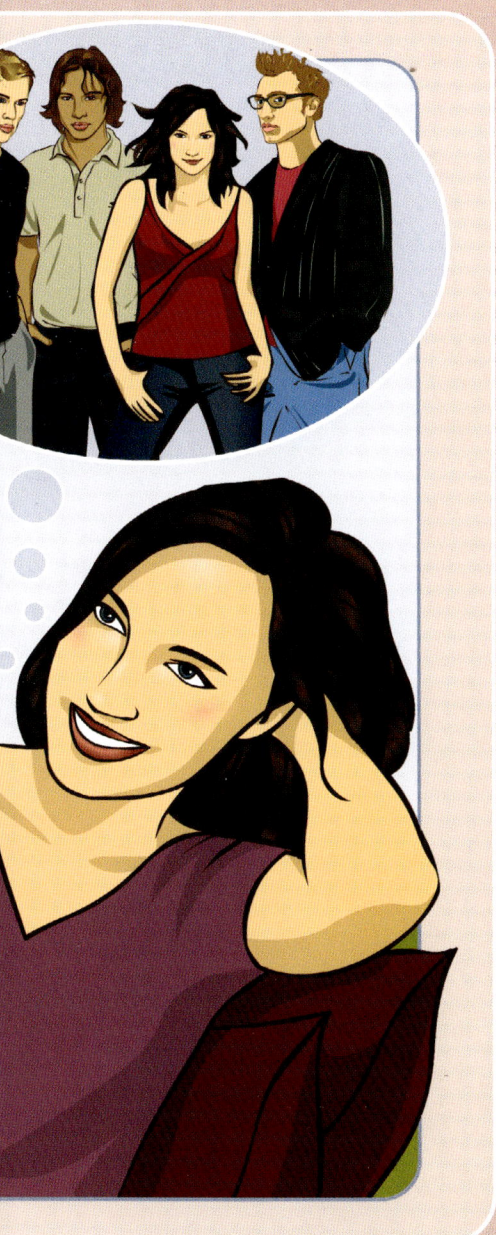

INHALT

EINLEITUNG

Keine Zeit fürs Fitnessstudio? Keine Sorge – auch mit alltäglichen Aufgaben können Sie etwas für Ihre Fitness tun und jede Menge Kalorien verbrennen. Bislang musste die durchtrainierte, perfekte Hausfrau hart dafür arbeiten. Diese Zeiten sind vorbei!

Ich bin Tag für Tag ein glänzendes Beispiel gepflegter Perfektion	ja/nein
Putzmittel versetzen mich in freudige Erregung	ja/nein
Model-Agenturen rennen mir die Türen ein	ja/nein
Meine Strümpfe und Socken sind alle farblich aufeinander abgestimmt	ja/nein
Ich weiß zu jeder Zeit, wo sich mein Staubwedel und der Staubsauger befinden	ja/nein
Ich besitze einen Staubwedel und einen Staubsauger	ja/nein
Mein Wäschekorb ähnelt nicht dem Mount Everest	ja/nein
Ich kann meinen Po im Spiegel anschauen, ohne hysterisch in Tränen auszubrechen	ja/nein
Andere bewundern mich, wie gut ich mein Leben beruflich und privat organisieren kann	ja/nein

Dieses Buch bietet Anregungen für Hausarbeit und Fitness – völlig schmerzfrei und mit maximaler Wirkung. Die Arme werden straffer und die Cellulite schrumpft – dank einiger Vorsätze, die Sie täglich, wöchentlich und monatlich in die Tat umsetzen können. Wie erreichen Sie derartige Perfektion? Das hängt davon ab, wie sehr Sie sich bislang haben gehen lassen: Finden Sie es heraus und machen Sie den Test!

Anzahl der »Ja«-Antworten

Acht bis neun

Sie sind wirklich ein leuchtendes Vorbild. Verschenken Sie dieses Buch als freundliches Präsent an eine bedürftige Freundin.

Sechs bis Acht

Nicht schlecht, aber um dieses Maß an Perfektion zu halten, müssen Sie sicher hart arbeiten. Versuchen Sie es mit unseren täglichen Putz-Workouts. So haben Sie wieder Zeit für andere Dinge im Leben.

Drei bis sechs

Hmmm … Sie haben harte Arbeit vor sich: mindestens jeden zweiten Tag 20 Minuten. Einmal wöchentlich sollten Sie größere Geschütze auffahren und gleich eine halbe Stunde Putztraining einplanen.

Drei und weniger

Auweia! … immerhin haben Sie bis hierhin gelesen. Jetzt sollten Sie aber etwas tun! Tägliches Putzen, am Wochenende eine größere Putzaktion und Sie sind auf dem besten Weg zur Model-Figur.

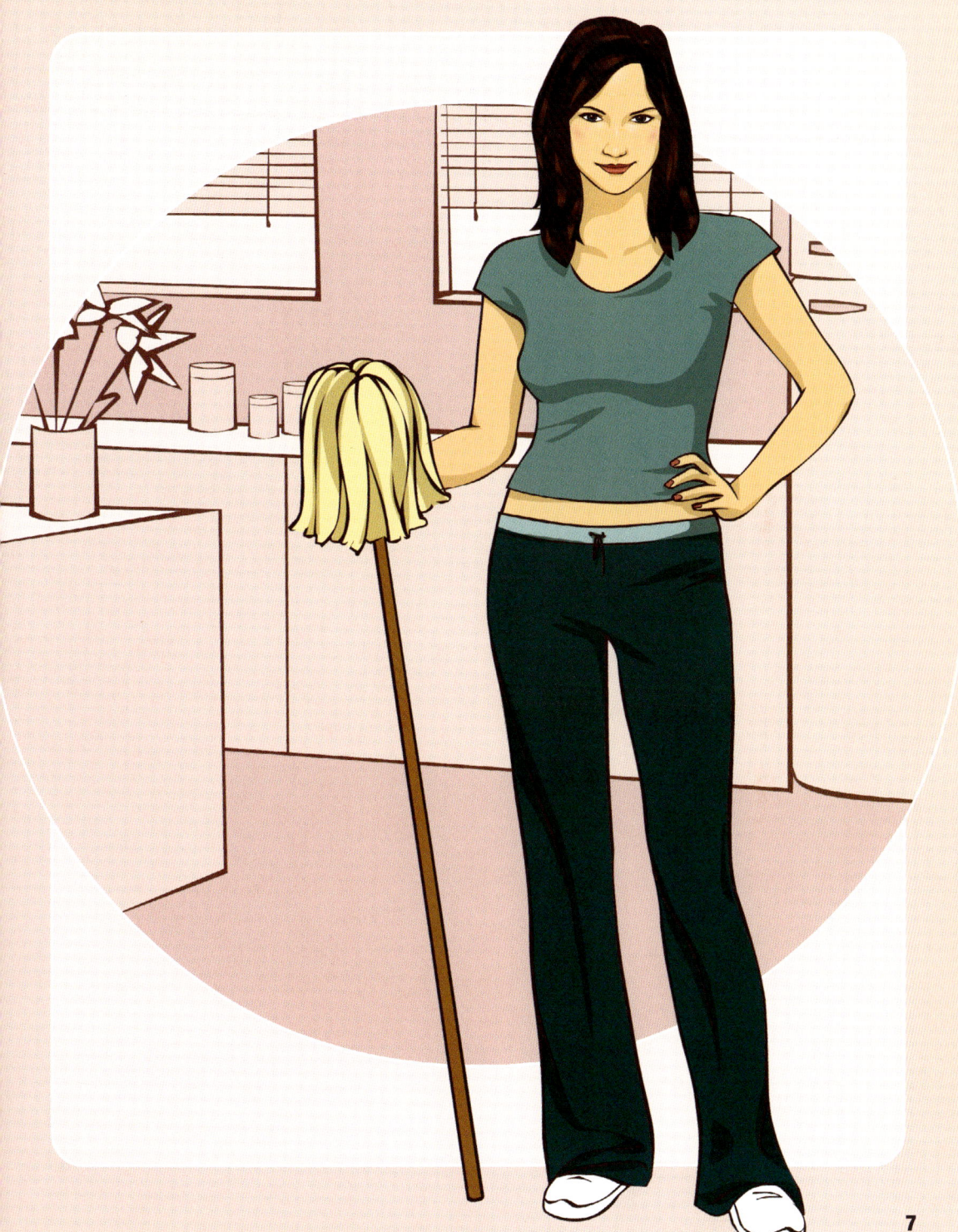

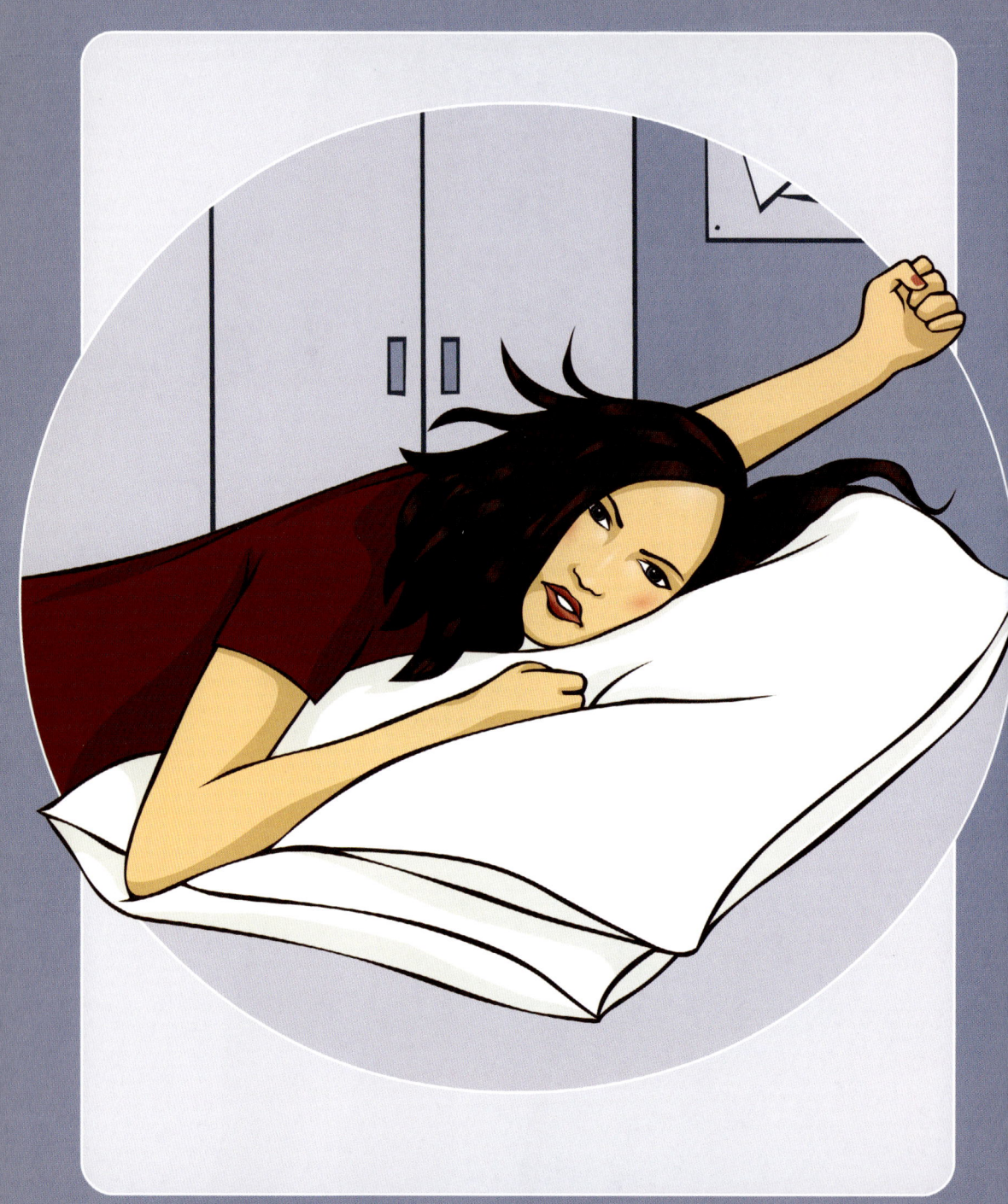

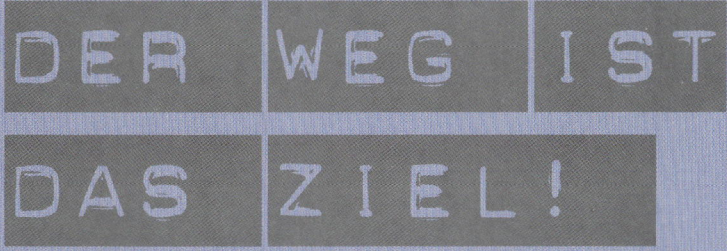

DER WEG IST DAS ZIEL!

Im Leben jeder Frau kommt irgendwann der Punkt, an dem die Schwerkraft siegt und sich unerfreuliche Speckröllchen über dem Hosenbund abzeichnen. Dann ist es höchste Zeit, etwas zu tun. Liegt es am Knochenbau? Schlechte Ausrede. Der Stoffwechsel ist schuld? Von wegen! Schluss mit den Ausreden nach kulinarischen Exzessen. Nehmen Sie die Sache in Angriff. Wenn es um Ihre Fitness geht, dann ist so ziemlich alles, was Sie tun, ein Schritt in die richtige Richtung. Der Weg ist das Ziel!

FREIE BAHN FÜRS NEUE ICH

Lassen Sie uns ehrlich sein. Um es ganz direkt zu sagen: Wir werden dicker. Wir werden dicker und vor allem fauler. Wenn unsere Mütter klagen, wir wüssten nicht, wie gut es uns ginge, tja, dann haben sie Recht. Während wir zum Hightech-Wischmop greifen oder die Putzfrau bestellen, die Mikrowelle benutzen oder den Lieferservice anrufen, haben unsere Mütter noch richtig geschuftet: Während wir an ihren Schürzenzipfeln hingen, haben sie geschrubbt, die Wäsche gestärkt und gekocht. Und sie haben dies alles erledigt, ohne dass die sorgsam toupierte Frisur gelitten hätte. Ok, das ist vielleicht leicht übertrieben, aber eines ist sicher: Sie waren nicht dick!

Laut Weltgesundheitsorganisation (WHO) ist Fettleibigkeit heute das offensichtlichste und zugleich am meisten vernachlässigte Gesundheitsproblem. 1995 waren weltweit etwa 200 Millionen Erwachsene von Fettleibigkeit betroffen, weitere 18 Millionen Kinder unter fünf Jahren gelten als übergewichtig. Im Jahr 2000 war die Zahl der fettleibigen Erwachsenen bereits auf über 300 Millionen angestiegen. Das ist eine extrem hohe Zahl Übergewichtiger auf dieser Welt. Gehören Sie dazu?

Wir brauchen mehr Bewegung. Drei von vier Frauen und drei von fünf Männern trainieren weniger als die empfohlenen 30 Minuten, fünf Mal pro Woche. Eine aktuelle Studie der Loughborough-Universität in England hat jedoch ergeben, dass es nichts bringt, die Menschen in Fitnessstudios zu scheuchen. Ihnen würde weder das Training Spaß machen – geschweige denn, dass sie sich überhaupt zum Gang ins Fitnessstudio aufraffen könnten. Aber wussten wir das nicht schon längst? Die Fitnessstudios sind voll von schrägen Vögeln in Trainingsanzügen, die mit ihren gestählten Hinterbacken Walnüsse knacken könnten. Wer sonst will dort schon Zeit und Geld verschwenden?

Ein guter Vorwand? Um jetzt gleich die Studio-Mitgliedskarte in den Müll zu werfen? Dennoch gilt: Wir brauchen mehr Bewegung! Studien belegen, dass Frauen vor 50 Jahren drei Mal so viele Kalorien verbrannt haben wie Frauen heute. Vielleicht sollten auch wir das Training einfach wieder nach Hause verlegen.

Zum Trainieren müssen wir nicht das Haus verlassen, wir brauchen auch keine Fitnessvideos oder teuren Trainingsklamotten zu kaufen. Wir müssen einfach mehr Bewegung in unseren Alltag einbauen, zum Beispiel eine Haltestelle früher aus dem Bus steigen oder statt des Aufzugs öfter mal die Treppe nehmen. Oder wir greifen zum Wischmop – und fangen an zu putzen!

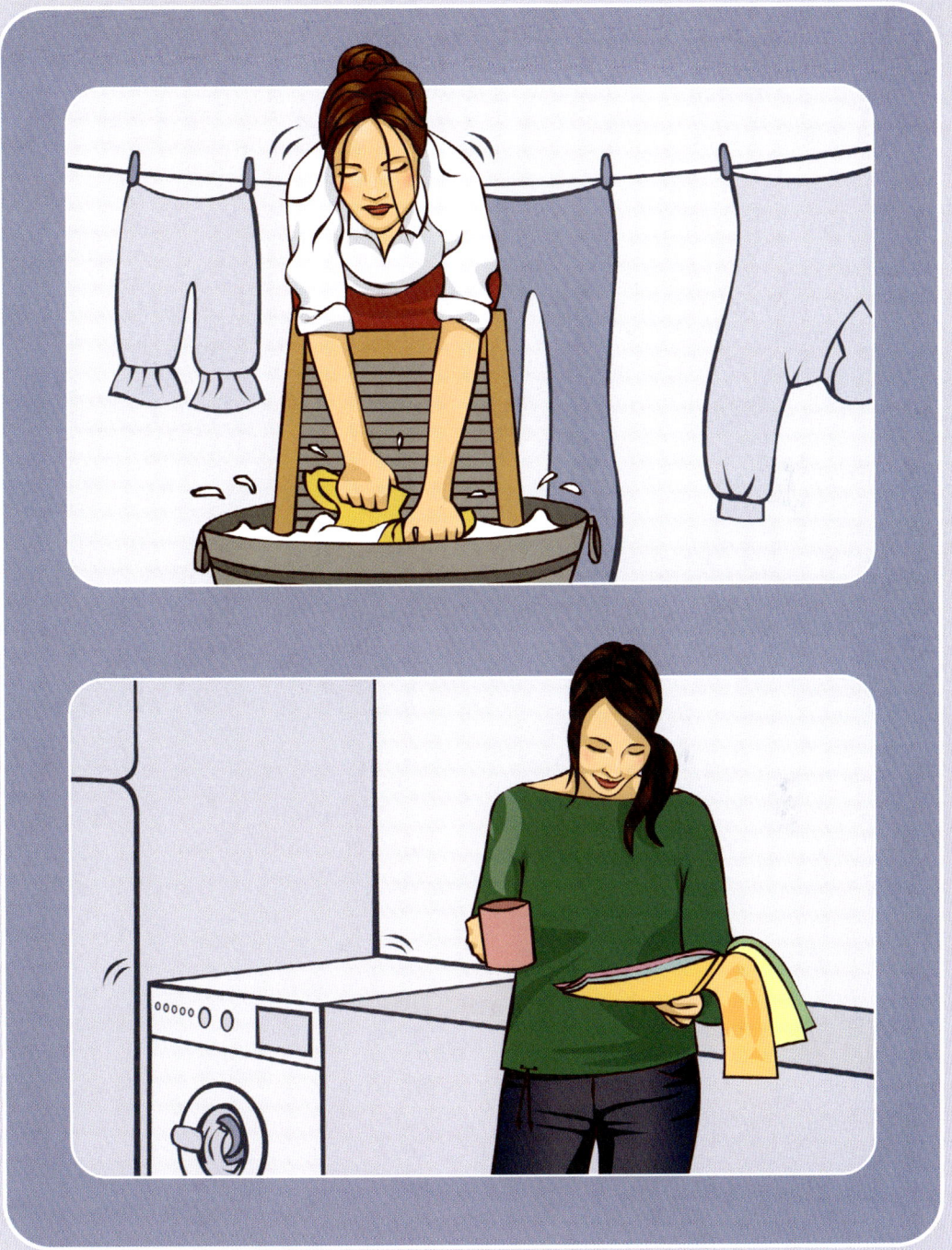

PLUSPUNKTE TÄGLICHER FITNESS

Vielleicht sind Sie jetzt beleidigt: »Erst redet sie mir ein, ich sei übergewichtig und jetzt behauptet sie auch noch, ich würde nie putzen!« Ganz ehrlich: Dass Sie Geld für dieses Buch ausgegeben oder es von einer Freundin »geborgt« haben, bedeutet, dass auch Sie heimlich davon träumen, das eine oder andere Speckröllchen loszuwerden. Lassen Sie uns zunächst darauf eingehen, warum Sie sich fit halten sollten und welche Vorteile das für Sie hat. Da die »Peitsche« nie hilft, probieren wir es eben mit dem Zuckerbrot.

Zuckerbrot 1

Irgendwo in den Tiefen Ihres Schrankes steckt bestimmt eine hautenge Jeans oder ein Minirock. Wollen Sie sie wieder tragen? Wollen Sie noch einmal das erhebende Gefühl erleben, dass die Hose zwar zu eng zum Sitzen ist, dafür aber jeglicher Straßenverkehr zum Erliegen kommt? Sollen die Männer Ihnen wieder schmachtend hinterher schauen? Noch weitere Beispiele gefällig?

Zuckerbrot 2

Wäre es nicht himmlisch, wenn Shopping wieder so richtig Spaß machen würde? Weil Sie in Boutiquen in alles schlüpfen können und Ihr Luxuskörper selbst aus einem unförmigen Kittel eine Robe macht, die wie maßgeschneidert für Jennifer Lopez aussieht? Das

wollen Sie wieder erleben? Dann beginnen Sie schon heute mit dem Training!

Zuckerbrot 3

Der Verzicht auf Süßes wird für Sie zum Kinderspiel, ungesundes Knabberzeug ist passé. Cellulite? Unbekannt! Das Hüpfen von Waage zu Waage ist vorbei (»Auf Teppichboden wiege ich weniger als auf Parkett«). Tägliche Bewegung verbrennt mehr Kalorien, selbst im Schlaf. Sie können mehr essen und werden trotzdem nicht zunehmen!

Zuckerbrot 4

Ihr Körper wird zum Männer-Magneten. Sie verbringen keinen Samstagabend mehr allein zu Haus. Tägliche Bewegung formt Ihre Muskeln, verleiht Ihnen einen beschwingten Gang, stärkt Ihr Selbstbewusstsein und lässt Sie einfach toll aussehen. Und so werden Sie sich auch fühlen.

Zuckerbrot 5

Irgendwann wird es kalorienfreie Schokolade geben. Aber bis dahin sind wir alt und grau. Also fangen Sie an zu trainieren: Regelmäßige aerobische Übungen, ein bisschen Schwitzen und außer Atem kommen kräftigen Herz und Lunge. Ja, Sex gehört auch dazu. Vorausgesetzt, er dauert mindestens 30 Minuten.

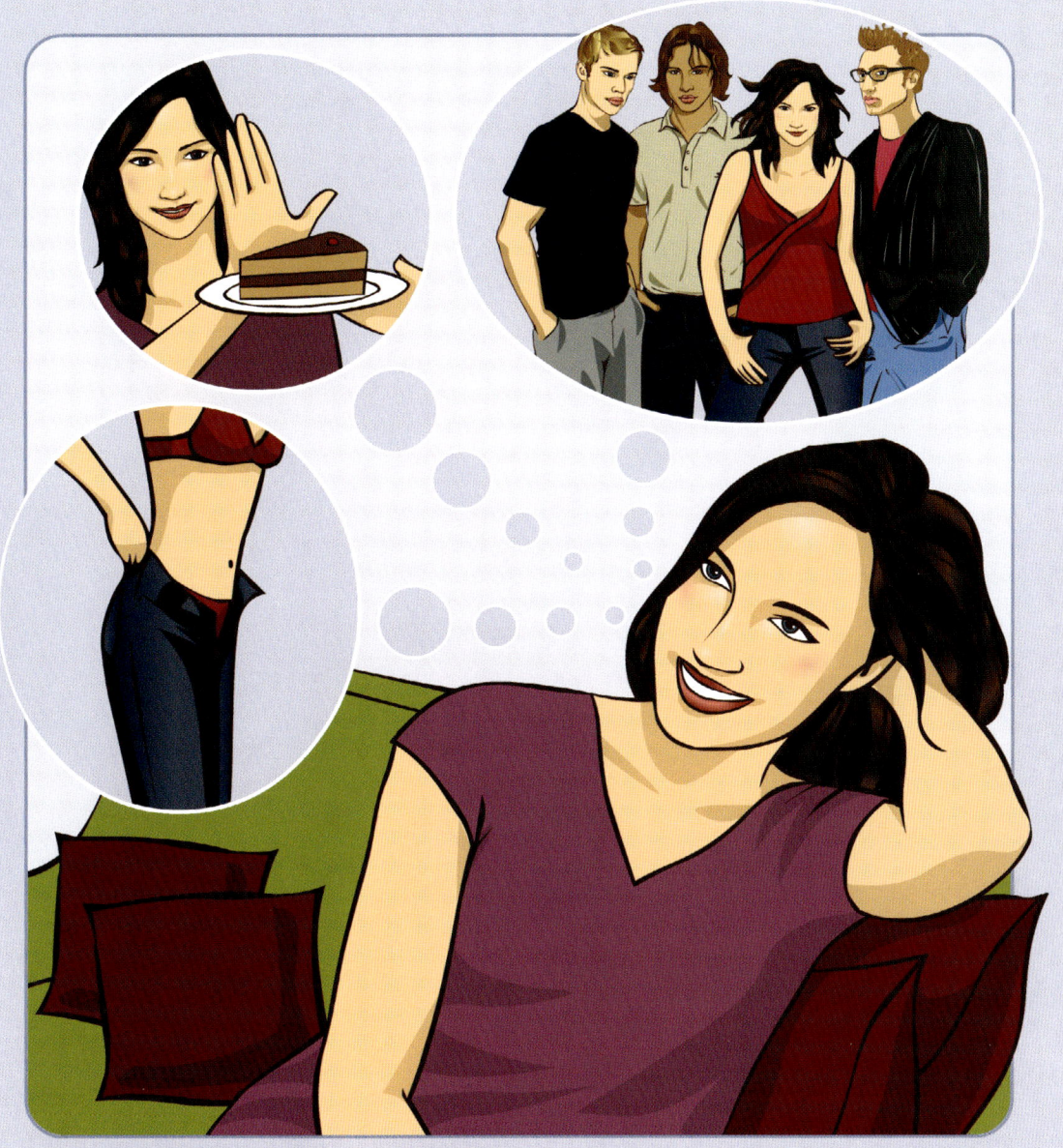

DIE STUNDE DER WAHRHEIT

Es ist Zeit für eine Bestandsaufnahme. Bleiben Sie ganz ruhig! Finden Sie heraus, wie stark es an Beinen, Bauch und Hüften wirklich schwabbelt.

Kein Grund zur Panik, wenn es schlimm aussieht. Atmen Sie tief durch und denken Sie daran: Ab heute wird alles anders! Finden Sie heraus, wie untrainiert Sie wirklich sind, der Schreck darüber wird Ihr größter Ansporn sein! Später, wenn Sie wieder mühelos in die engen Jeans passen, können Sie den Test wiederholen. Sie werden stolz auf sich sein!

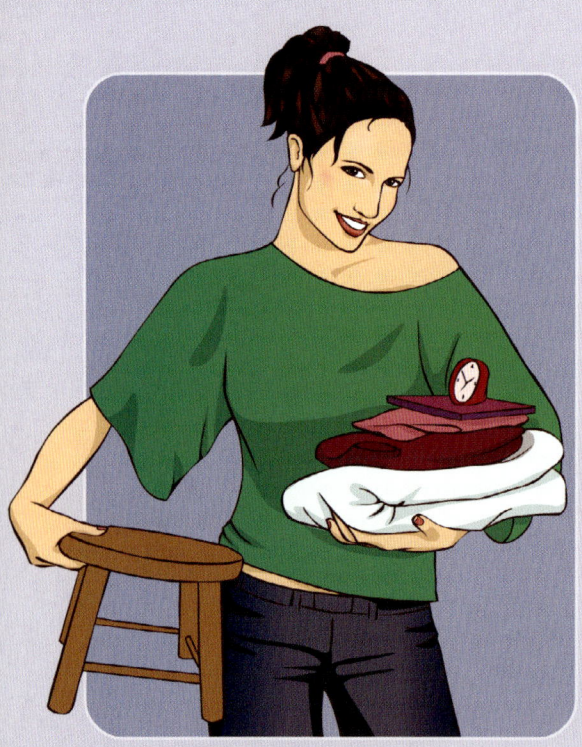

Auf die Plätze …

Schwören Sie Hartnäckigkeit! Wiederholen Sie Ihr Motto morgens und abends. Stellen Sie sich vor einen großen Spiegel (aber achten Sie darauf, dass niemand Sie dabei beobachten kann!). Zeigen Sie auf Ihr Spiegelbild und rufen Sie: »Auf in den Kampf, Löwin!« Sehen Sie, Sie fühlen sich schon besser, oder?

Fertig …

Werfen Sie die Schokolade in den Müll. Und die Eiskrem. Ja, auch den Geheimvorrat an Süßigkeiten. Seien Sie konsequent!

Los!

Legen Sie folgende Dinge bereit:

1. Eine Uhr mit Sekundenzeiger – Sie werden schon merken, warum.
2. Ein großes, flauschiges Handtuch.
3. Einen kleinen Hocker (etwa wadenhoch).
4. Coole Discomusik, z.B. aus den 70ern bzw. alles, was einheizt.
5. T-Shirt und Jogginghose. Beinwärmer und biedere Gymnastikanzüge auf Wunsch. Pyjama nur dann, wenn alles andere in der Wäsche ist.

TEST 1 – DER HERZTEST

1 Lieblingsmusik auflegen! Entspannter Fusion-Jazz ist nicht die beste Wahl (es sei denn, Sie wollen bei geöffnetem Fenster Passanten beeindrucken).

2 Stellen Sie den Hocker vor den Kühlschrank und die Uhr so hin, dass Sie sie im Blick haben.

3 Steigen Sie nun 60 Sekunden lang im Takt der Musik auf den Hocker und wieder herunter. Beim Raufsteigen sagen Sie zu sich selbst: »Nein!«, beim Runtersteigen »Ja!«. Oder als Alternative »Dicke Oberschenkel – dünne Oberschenkel – dicke Oberschenkel«. Solch ein Mantra ist auch sinnvoll, wenn die Motivation nachlässt (um Mitternacht). Treten Sie nach 60 Sekunden auf der Stelle und messen Sie 15 Sekunden lang Ihren Puls (Sie finden ihn am inneren Handgelenk oder am Hals. Keine Sorge, wenn Sie ihn nicht gleich finden; Sie sind nicht an Überanstrengung gestorben). Multiplizieren Sie die Zahl mit vier.

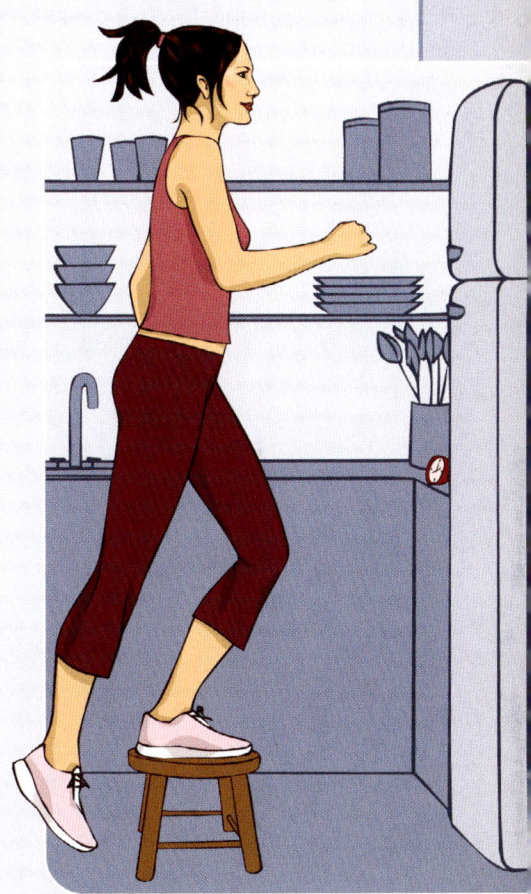

IHRE KONDITION:

Ihr Puls liegt:

⌃ **Über 167** – Wann sind Sie zuletzt weiter als nur bis zum Kühlschrank gelaufen?

▷ **Zwischen 141 und 166** – Niemand möchte durchschnittlich geschimpft werden, aber in diesem Fall ist es cool. Zwar gibt es noch Verbesserungsmöglichkeiten, aber das ist noch lange kein Grund, ein Bestattungsinstitut anzurufen.

⌄ **Weniger als 140** – Wow! Sehr gut. Entweder haben Sie geschummelt oder wollten angeben. Ruhen Sie sich nicht auf Ihren Lorbeeren aus – die Natur hat immer das letzte Wort.

TEST 2 – WO BITTE SIND DIE BAUCHMUSKELN?

1 Breiten Sie ein Handtuch auf dem Boden aus und legen Sie sich der Länge nach darauf. Schließen Sie Ihre Augen besser nicht, sonst Laufen Sie Gefahr, plötzlich einzunicken.

2 Konzentrieren Sie sich. Beugen Sie die Knie, die Füße bleiben flach am Boden. Legen Sie die Hände auf die Oberschenkel, die Fingerspitzen zeigen zu den Knien. Drücken Sie den unteren Rücken auf das Handtuch und spannen Sie die Bauchmuskeln an (stellen Sie sich vor, Sie ziehen den Bauch ein, um den netten Nachbarn zu beeindrucken).

3 Machen Sie innerhalb von 60 Sekunden so viele Sit-ups wie möglich. Keine Panik, alles wird gut! Strecken Sie die Arme in Richtung Oberschenkel und heben Sie zuerst den Kopf, die Schultern und dann die Schulterblätter. Ziehen Sie Ihr Kinn nicht zur Brust. Atmen Sie bei der Aufwärtsbewegung aus. Bewegen Sie sich langsam wieder zurück und wiederholen Sie die Übung so lange, bis die Zeit abgelaufen ist. Versuchen Sie, nicht dabei zu fluchen.

IHRE KONDITION

Sie schaffen:

⌃ **Über 46** – Sehr gut. Sie haben sicher viele attraktive Nachbarn. Aber: Die Zeit und Mutter Natur kennen keine Gnade mit Frauenkörpern! Ruhen Sie sich also nicht auf Ihren Lorbeeren aus!

▶ **Zwischen 25 und 45** – Nicht schlecht für den Anfang, aber wenn Sie weiter beeindrucken wollen, dann ist Bauchtraining Pflicht. Schrecklich, aber notwendig.

⌄ **Weniger als 24** – Wenigstens wissen Sie jetzt, dass es viel Spielraum für Verbesserungen gibt …

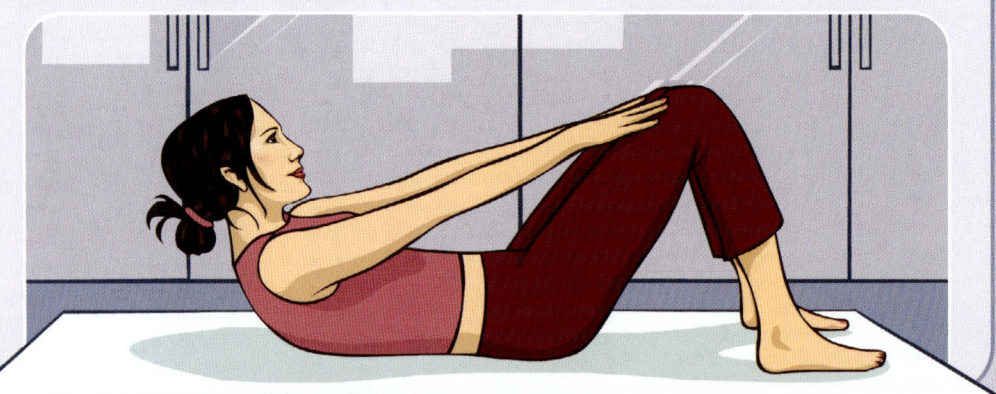

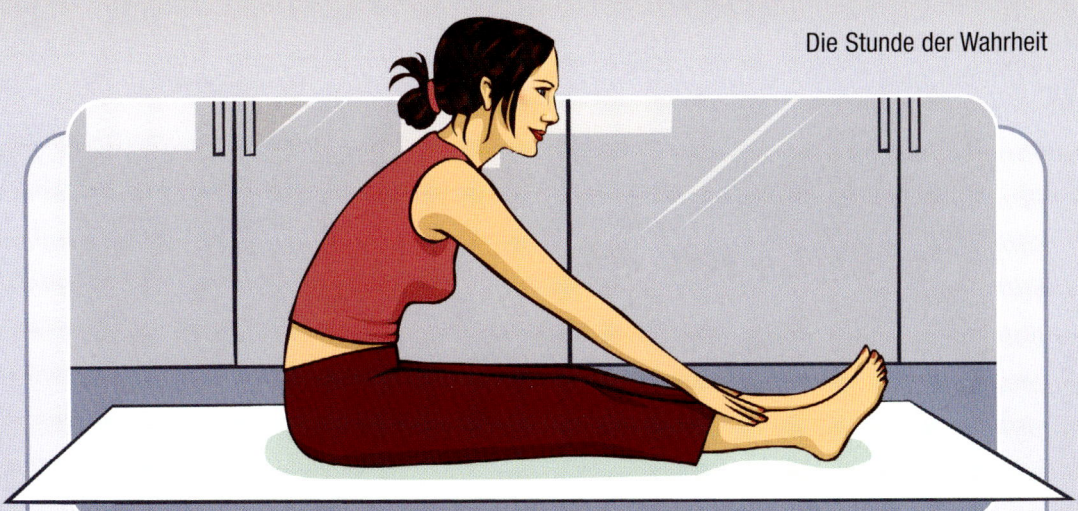

TEST 3 – BIEGSAM WIE BECKHAM?

Den Körper gelenkig zu halten mag für Sie keine besondere Wichtigkeit im Alltag haben, aber beweglich zu sein hat viele praktische Vorteile: Sie können zum Beispiel Ihren BH ablegen, ohne den Pulli auszuziehen, oder noch im Alter von 70 Jahren eigenhändig Ihre Fußnägel lackieren. Und denken Sie daran: Wenn Sie regelmäßig trainieren, werden Sie vielleicht nicht nur 70, sondern sogar 100 Jahre alt!

1 Setzen Sie sich auf das kuschelige Handtuch und strecken Sie Ihre Beine. Spannen Sie die Beinmuskeln an. Wirken die Beine nicht gleich viel schlanker?

2 Jetzt geht es los: Halten Sie den Rücken gerade und ziehen Sie sanft die Füße an.

3 Legen Sie beide Hände auf die Oberschenkel und schieben Sie sie in Richtung Füße. Nicht schummeln! Rücken dabei gerade halten, die Kniekehlen sollten Bodenkontakt behalten.

IHRE KONDITION

So weit kommen Sie:

▶ **Bis zu den Kniescheiben** – Po- und Beinmuskeln sowie Sehnen sind stramm. Das kann manchmal als Kompliment gewertet werden, allerdings nicht in diesem Fall. Training tut Not.

▶ **Bis zum mittleren Schienbein** – Nicht schlecht, aber der Gummifrau im Zirkus flößen Sie noch keinen Respekt ein.

▶ **Bis zu den Zehen** – Tolles Mädchen! Aber auch Zirkusakrobatik kann verbessert werden.

MIT HANDTUCH UND WASSER-FLASCHE IN DIE ERSTE RUNDE

Kreativität ist das Credo der modernen Frau: »Kein Obst im Haus? Macht nichts! Ich habe doch noch meinen Nasch-Vorrat!«. Solche Gedanken haben uns erst in diesen Schlamassel gebracht! Schluss mit den Ausreden! Zeigen Sie Ihren Einfallsreichtum lieber beim Training. Beginnen wir mit der Ausrüstung. Fallen Sie nicht auf leere Versprechungen herein und widerstehen Sie dem Kauf eines Trimm-Dich-Rades, es dient später nur als Kleiderständer. Die eigenen vier Wände sind eine wahre Fundgrube für Trainingsgeräte.

Dosen = Hanteln

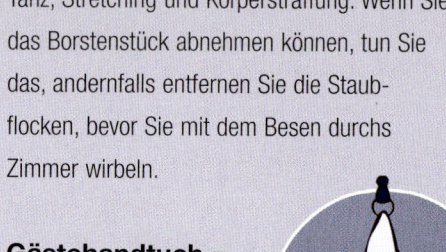

Vergessen Sie Leicht-gewichtiges wie Milch-shake-Pulver (zu ver-führerisch, weil lecker). Halten Sie sich stattdessen an üblere Dinge wie Ravioli aus der Dose. Das dürfte Sie an Ihr eigenes Verfalls-datum erinnern, sodass Sie bald mit regelmäßigem Training anfangen.

Besenstiel = Tanz-partner und Stütze

Er taugt zwar nicht als seelische Stütze (es sei denn, Sie leiden unter

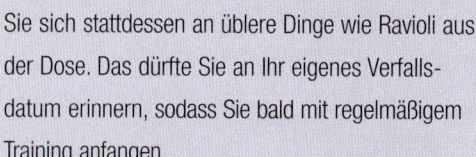

Demenz), aber er ist der ideale Begleiter bei Tanz, Stretching und Körperstraffung. Wenn Sie das Borstenstück abnehmen können, tun Sie das, andernfalls entfernen Sie die Staub-flocken, bevor Sie mit dem Besen durchs Zimmer wirbeln.

Gästehandtuch = Motivations- und Stretching-Hilfe

Erinnern Sie sich noch, wie Sie zu Schulzeiten kleine Seitenhiebe damit verteilten? Wie Sie sich für die verursachten Schmerzen entschuldigt haben und dabei Ihr schadenfrohes Grinsen verbargen? Das kleine Tuch ist ideal für Stretching-Übungen und dient als Schweißtuch.

Staubsauger = Beintrainer

Staubsaugen baut Stress ab und festigt die Konturen von Beinen und Po. Und nicht nur das: Verräterische Krümel vom letzten Snack verschwinden im Nu.

Wasserflaschen = Durstlöscher und Hanteln

So wichtig wie die beste Freundin, immer und überall verfügbar. Wasser schützt während des Trainings vor dem Austrocknen. Sind die Flaschen leer, einfach mit Kieseln von Nachbars Auffahrt oder Sand vom Spielplatz auffüllen, und schon hat man tolle Hanteln.

Handtücher = flauschige Matten

Keine Yoga-Matte zur Hand? Handtücher sind ein toller Ersatz für verschwitzte Gymnastikmatten und lassen sich jederzeit waschen.

Stühle = Ruhezone und Trainingsgeräte

Wählen Sie einen Stuhl ohne Rollen, es sei denn, Sie schätzen plötzliche Abstecher in unbekanntes Gelände. Außerdem sollte er nicht zu weich und gemütlich sein, das fördert spontane Schlummerstündchen.

Treppe = Ihr privater Stepping-Kurs

Jetzt dürfen Sie mit ruhigem Gewissen den Stepping-Kurs im Studio schwänzen: Die eigene Treppe ist ideal für aerobes Training. Und sie spöttelt auch nicht, wenn Sie mal aus dem Tritt kommen.

Fuß- oder Gymnastikball = Schenkelstraffer

Bei einem Nachbarskind oder im eigenen Schrank findet sich bestimmt ein Ball. Klemmen Sie diesen zwischen die Oberschenkel und drücken Sie beide fest zusammen. Toll auch nach einem Streit mit dem Liebsten: Stellen Sie sich seinen Kopf vor und üben Sie noch mehr Druck aus. Halten Sie die Spannung!

Arbeitsflächen und Tische = Paradeplätze

Stellen Sie sich vor, Sie wirbeln durch Ihre Küche und zaubern ein köstliches, gesundes Menü für Ihre Freunde. Stützen Sie sich nun auf die teure Marmor-Arbeitsfläche und machen Sie hundert perfekte Liegestützen. Achtung! Schalten Sie Ihren Gasherd vorher aus – verbranntes Haar riecht einfach furchtbar und löst Feueralarm aus.

DIE KÜCHE ALS FITNESS-STUDIO

❶ **Küchentisch** Toll zum Abdrücken bei Liege-stützen (siehe Seite 47) oder als Unterlage bei Sit-ups (siehe Seiten 78–79). Geeignet auch als Barren bei spontanen Ballett-Übungen (siehe Seiten 46, 84 und 86).

❷ **Stühle** Trizeps-Gerät (siehe Seite 67) und perfekt bei der Kissenpresse (siehe Seite 95).

❸ **Schränke** Hochschränke für das Zehenspitzen-Training (siehe Seite 82), Unterschränke für Kniebeugen (siehe Seite 97).

❹ **Kühlschrank** Verbrennt hunderte von Kalorien, wenn man fluchtartig vor ihm wegrennt …

❺ **Regale** Gut für Streckübungen und Yoga (siehe Seite 83).

❻ **Einkaufstüten** Beugen Sie die Knie beim Aus-räumen der Tüte, strecken Sie den ganzen Körper beim Einräumen ins Regal.

❼ **Herd** Putzen Sie ihn mit ganzem Oberkörper-einsatz – kaufen Sie sich keinen neuen, nur weil der alte mit Fett verschmiert ist.

❽ **Spüle** Übernehmen Sie auch für den Abwasch die Trainingstechniken vom Bügeln (siehe Seiten 42–45).

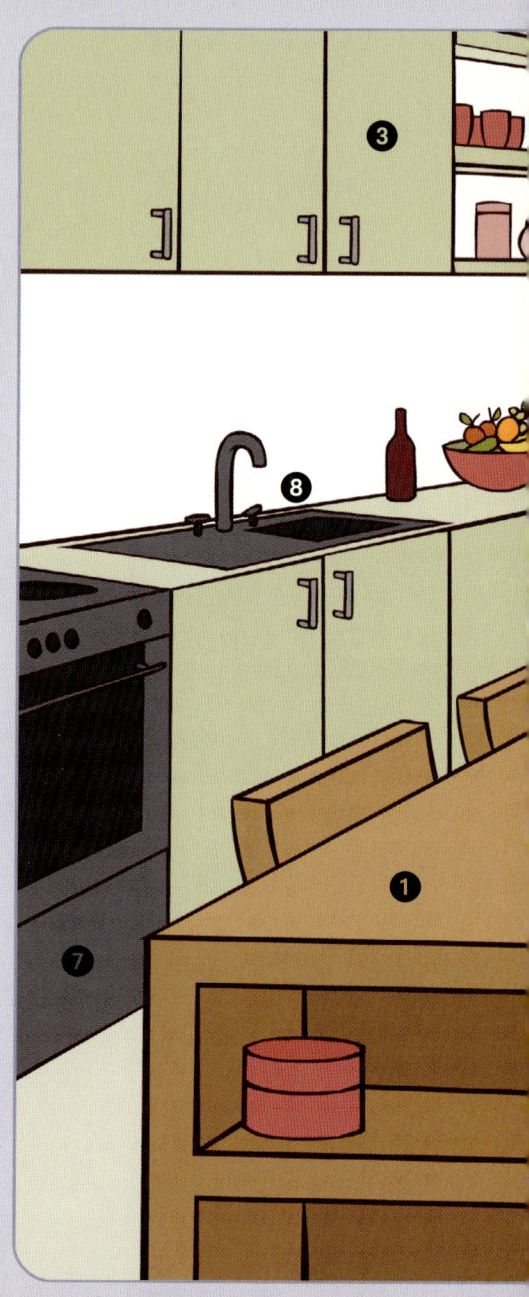

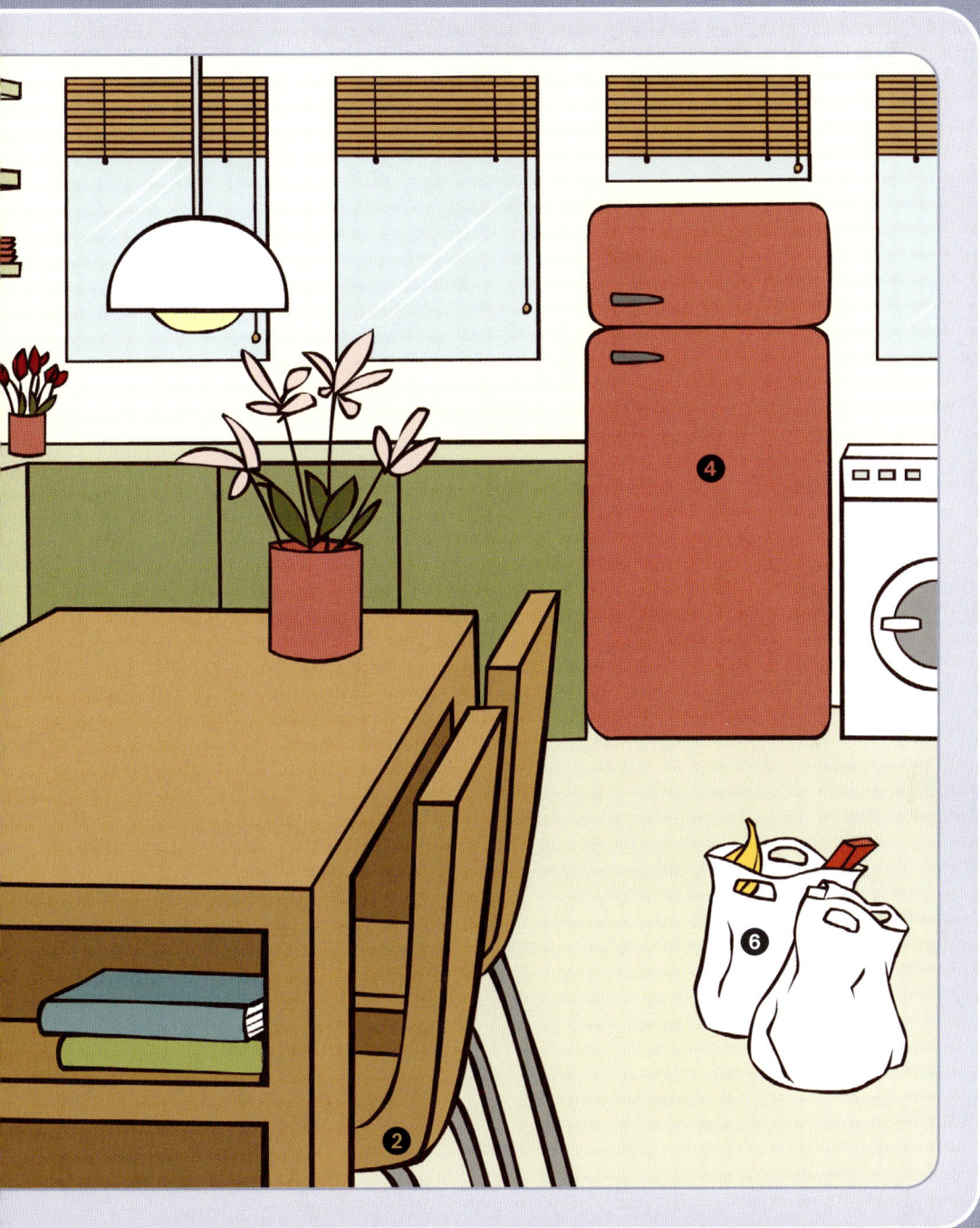

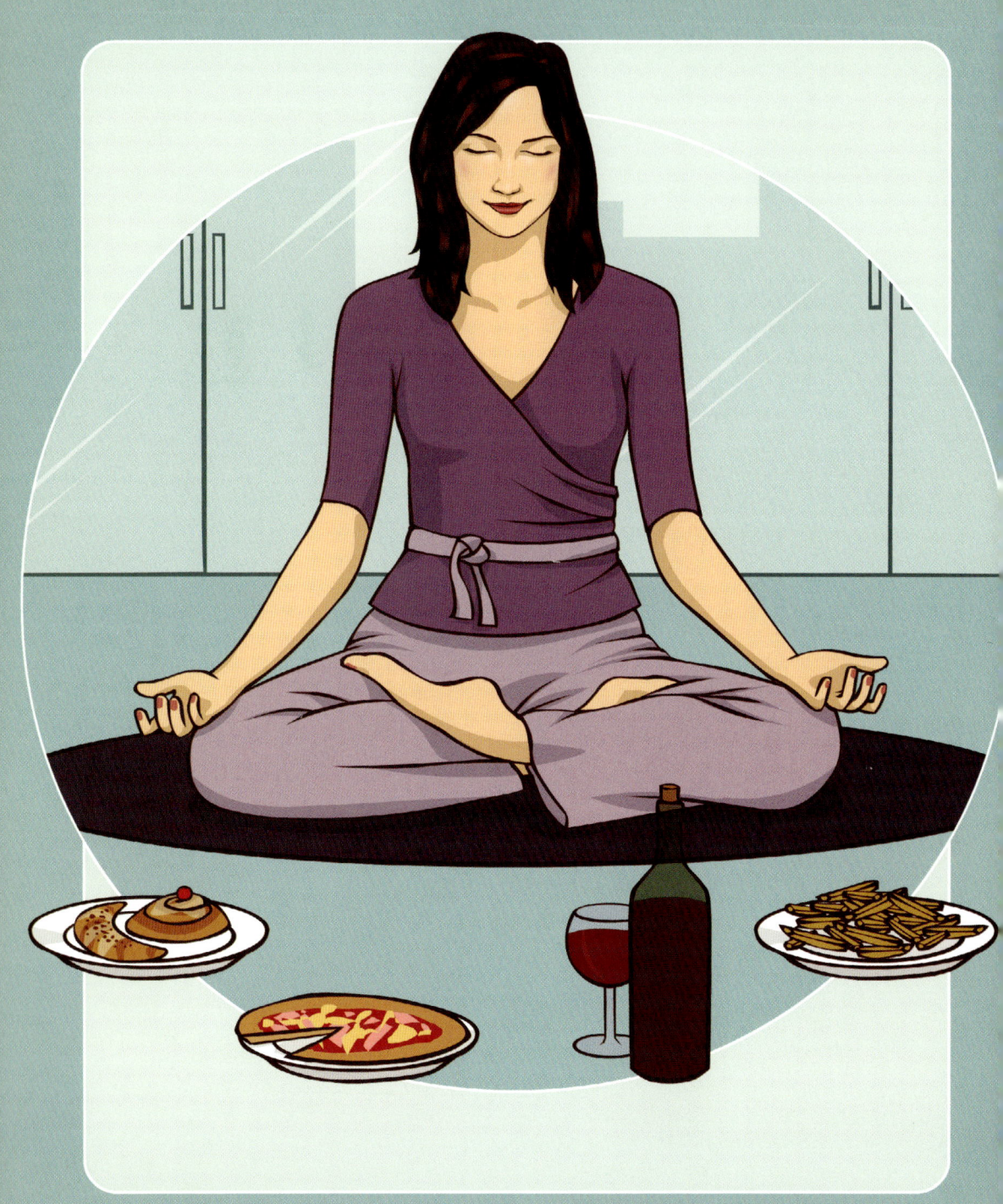

ESSEN, UM ABZUNEHMEN

Wenn es ums Essen geht, kennen wir uns aus, viele von uns sind darin sogar nobelpreisverdächtig. Wollen wir jedoch essen und dabei auch noch Pfunde verlieren, sind wir rettungslos verloren. Wie bitte, keine Kremplunder zum Frühstück? Alkohol hat Kalorien? Lesen Sie weiter. Begeben Sie sich auf die Reise zu sich selbst. Vielleicht wird es Tränen geben, möglicherweise Wutausbrüche, aber Sie wandeln auf dem Pfad der Erleuchtung und es winkt eine Zukunft als »Elfe im Glück«. Wir liefern Ihnen Fakten und Zahlen, die Sie nachdenklich stimmen werden – das Einzige, was Sie tun müssen, ist, Ihr Wissen dann auch in die Realität umzusetzen. Nichts einfacher als das, oder?

ESSEN MIT SPICKZETTEL

Schluss mit Diäten! Streichen Sie den Begriff aus ihrem Wortschatz. Das Wort allein genügt, damit Sie ein komplettes Buffet plündern oder sich nach Lust und Laune durch ein Delikatessengeschäft schlemmen wollen. Und jetzt kommt die schlechte Nachricht – Sie dürfen trotzdem nicht nach Herzenslust essen, was Ihnen schmeckt. Merken Sie sich einfach, dass sich alle Lebensmittel drei Kategorien zuordnen lassen:

Hiervon können Sie essen und trinken, so viel Sie wollen:

- **Obst (denken Sie an sinnliche Nektarinen und saftige Weintrauben)** Obst weckt die Lebensgeister. Stellen Sie sich eine Schale frischer Erdbeeren vor, wunderbare kleine Walderdbeeren, die im Mund scheinbar explodieren, oder auch große, saftige. Obst ist in jedem Fall lecker und gesund.

- **Kaviar** Kennen Sie diese Momente im Leben, wo Sie den Kühlschrank öffnen, eine kleine Dose Beluga-Kaviar herausnehmen und sie dann (ganz alleine) aufessen möchten? Tragen Sie dabei ein durchsichtiges, pinkfarbenes Negligé und lassen Sie die Vorhänge auf, das steigert das Vergnügen.

- **Gemüse** Erinnerungen an Kantinenküchen können einem für immer die Lust auf Gemüse nehmen. Aber lassen Sie Ihrer Fantasie freien Lauf und denken Sie an Spargelfelder oder attraktive südländische Gemüsebauern, die das Gemüse noch per Hand pflücken. Jetzt essen Sie Ihr Gemüse und seien Sie still.

- **Fisch und Meeresfrüchte** Fisch und Meeresfrüchte sind ein sinnliches Vergnügen: Sie sind köstlich, gesund und manchmal pikant. Achten Sie auf Frische! Fisch im Teigmantel ist ungesund (besonders, wenn er mit Pommes, Remouladensoße und Bier serviert wird).

- **Wasser (mit oder ohne Kohlensäure)** Vertreibt die Müdigkeit und ist gut für die Haut. Trinken Sie täglich mindestens 2 bis 3 Liter.

Diese Lebensmittel sollten Sie regelmäßig, aber in Maßen zu sich nehmen:

- **Brot (möglichst als Vollkornprodukt)** Etwas schwer verdaulich, aber verlässlich wie ein Ex-Freund oder anregend und ungewöhnlich wie ein Urlaubsflirt. Brot ist eines der vielseitigsten Nahrungsmittel. Es macht satt und beruhigt. Essen Sie es in Maßen, aber genießen Sie jeden Krümel!

- **Pasta** Praktisch, denn Nudeln sind in wenigen Minuten gekocht. Ein paar Tropfen Olivenöl, etwas Parmesan, eine Prise Pfeffer und schon fühlt man sich wie an einem lauen Sommerabend mitten in Italien.

● **Weißes Fleisch** Das magere Fleisch von Pute, Hühnchen und Schwein sollte Ihnen ab jetzt hauptsächlich die Proteine liefern.

● **»Gute« Fette wie Olivenöl** Sehen Sie es als Schmierstoff für Ihren Körper. Für Ihr Auto würden Sie doch auch kein minderwertiges Motoröl kaufen, oder?

● **Käse (aber keinen Käsekuchen!)** Ein guter Käse weckt die Sinne. In Maßen genießen.

Meiden wie die Pest oder maximal einmal wöchentlich essen/trinken:

● **Kuchen, Schokolade und Eiskrem** Sorry, aber diese orgiastischen Dinge müssen Sie täglich aufs Neue boykottieren. Meiden Sie Bäckereien, Süßwarengeschäfte und Supermärkte. Ja, auch was man im Auto und Restaurants isst, zählt. Zeigen Sie Härte im Kampf gegen den Feind!

● **Limonaden und koffeinhaltige Getränke** Wenn es schön sprudelt, ist meist viel Zucker drin, also auch viele Kalorien. Verzichten Sie darauf. Wussten Sie, dass Koffein zu Wassereinlagerungen führt und Sie unförmig wirken lässt? Deshalb sind auch koffeinhaltige Getränke tabu.

● **Fertiggerichte oder Essen zum Mitnehmen** Sie sind praktisch, aber zumeist überteuert und enthalten darüberhinaus viele Farbstoffe, Geschmacksverstärker und Konservierungsmittel.

● **Chips, Nüsse und Knabbereien** Sie triefen vor Fett, das sich hinterhöltig an Hüften, Bauch und Schenkeln festsetzt.

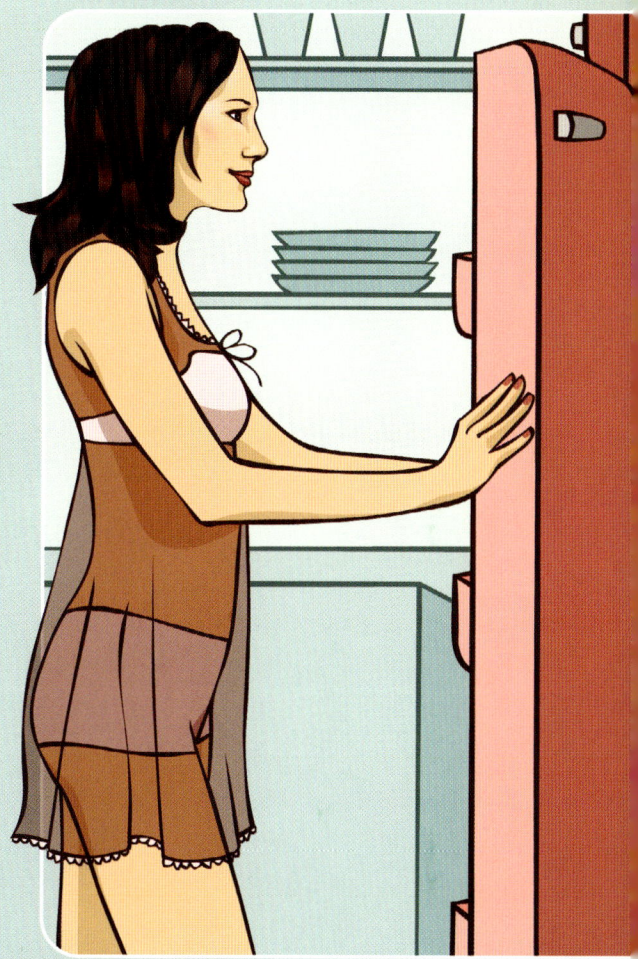

GUTE FETTE, BÖSE FETTE

Fette sind eine feine Sache, sie schmecken gut und halten uns warm. Sie sind für uns sogar lebensnotwendig. Aber bevor Sie sich jetzt mit lauter Köstlichkeiten vollstopfen, bedenken Sie: Neben der Quantität zählt vor allem die Qualität!

Man unterscheidet zwei Fettgruppen: »böse« Fette und »gute« Fette. Gesättigte Fettsäuren (die »bösen «) haben bei Raumtemperatur meist eine feste Konsistenz, deshalb gehören Butter und Schmalz zu dieser Kategorie. Ungesättigte Fettsäuren (die »guten«) wie zum Beispiel Olivenöl sind meist flüssig. Nun werden Sie bereits festgestellt haben, dass die meisten Dinge, die Sie gerne essen, in die erste Kategorie fallen – deshalb haben Sie auch Appetit darauf und wollen ungern auf sie verzichten.

Wir brauchen Fett, laut Experten sollte unser täglicher Speiseplan immerhin zu 30 Prozent aus Fetten bestehen: Fett ist lebensnotwendig für die Aufnahme von Vitaminen, es schützt die inneren Organe und füllt die Energiereserven auf.

Bei fetthaltigen Speisen kennt unser Enthusiasmus keine Grenzen. Obwohl unsere Nahrung nur zu 30 Prozent aus Fett bestehen sollte, liegt der Prozentsatz bei den meisten von uns bei 40 bis 45 Prozent. Kein Wunder, denn versteckte Fette lauern überall. Wer hätte gedacht, dass ein so unschuldig wirkender Kartoffelchip eine Fettbombe ist? Fakt ist: Wenn wir zu viel Fett essen, nehmen wir zu, vermeiden wir eine übermäßige Fettzufuhr, nehmen wir ab. So einfach ist das.

Durchbrechen wir also diesen Kreislauf, indem wir gesättigte Fettsäuren mit hohem Cholesterinanteil meiden. Sie erhöhen die Blutfettwerte und führen zu Arterienverkalkung. Gesunde, ungesättigte Fettsäuren sind willkommen. Also weg mit Schmalz oder Sahne, und her mit dem nativen Olivenöl! Vorbei auch die Angst vor einem frühzeitigen Tod – genießen Sie die Aussicht auf ein unbeschwertes, glückliches Leben im Alter.

Aber bleiben wir realistisch. Rom wurde schließlich auch nicht an einem einzigen Tag erbaut und niemand verlangt, dass Sie zur Mutter Theresa der Supermarktregale mutieren. Sie sollen auch Freunden und Bekannten nicht hinterherschleichen und jedesmal die Luft einziehen, wenn Sie etwas »Sündiges« kaufen. Fangen Sie klein an und steigern Sie sich allmählich. Hier ein Kartoffelchip weniger und dafür dort ein Stück Obst mehr, das ist der beste Weg. Ehrlich.

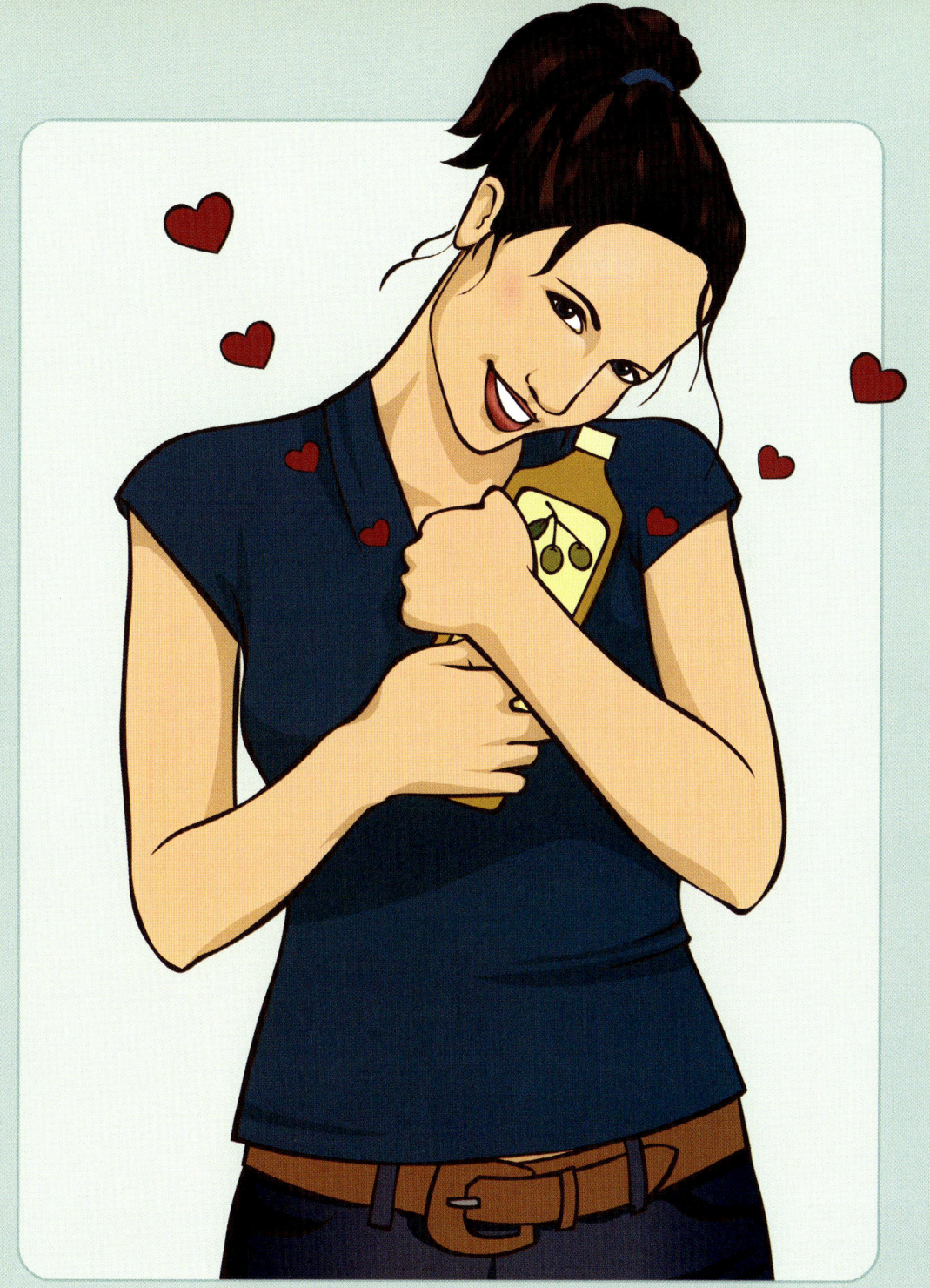

ZEHN DINGE, DIE EINE SÜNDE WERT SIND

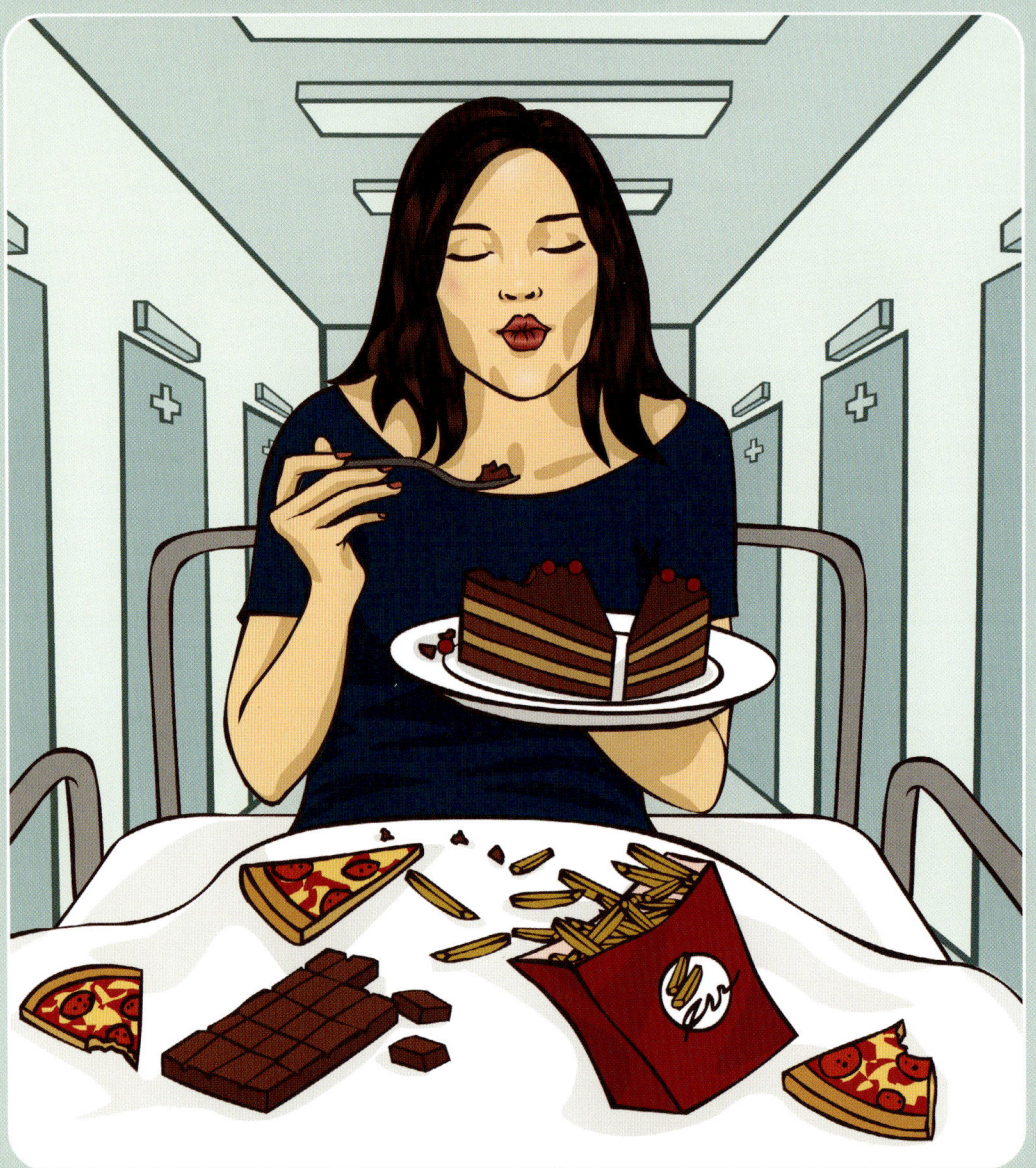

Natürlich empfehlen wir Ihnen keine Fressorgie, aber es gibt Leute, die ein Glas warmes Wasser und eine Grapefruit für ein sättigendes, ausgewogenes Mahl halten. Diese Menschen sterben oft einen frühen Tod (ihre Freunde stoßen sie von einer Klippe). Essen ist ein Genuss, solange man die Balance zwischen Enthaltsamkeit und Völlerei hält. Folgende Speisen sind eine Sünde wert, aber nur so oft, wie Sie sich eine Wachsenthaarung an den Beinen antun:

① Pizza Ideal nach einer durchzechten Nacht oder für einen Sofaabend. Man isst Pizza am besten mit den Fingern oder noch besser: Lassen Sie sich von Ihrem Liebsten füttern.

② Schokolade Ein Leben ohne Schokolade ist nicht lebenswert. Der Genuss von Schokolade ist ein ausgesprochenes Vergnügen. Beruhigend und wissenschaftlich erwiesen: Schokolade setzt Glückshormone frei.

③ Käse Kräftiger Cheddar, kremiger Brie, pikanter Roquefort oder würziger Harvati – machen Sie eine Weltreise in Ihrem Käsegeschäft! Ob gebacken, geschmolzen oder auf Crackern – Käse macht Ihnen den Mund wässrig. Genießen Sie sein Aroma in vollen Zügen. Knabbern Sie daran oder verschlingen sie ihn. Der Tag ist nicht lang genug für alle Käsesorten.

④ Reste-Essen Um Mitternacht packt Sie der Hunger? Es ist 10.30 Uhr am Morgen und Sie plagt die Langeweile? Neugierig schauen Sie in den Kühlschrank: nichts als Leckereien wie Kartoffelsalat oder Garnelenbällchen süß-sauer.

Sie schwören, nur einen Happen zu probieren und schon haben Sie den ganzen Teller verschlungen.

⑤ Eiskrem Erfunden wegen ihres Wohlfühlfaktors ist Eiskrem das beste Pflaster für die Seele. Schlechte Stimmung? Vom Freund verlassen? Ärger im Job? Eiskrem ist die beste Freundin.

⑥ Pastete Samtig, seidig und hedonistisch. Eine gute Pastete muss mit Genuss verzehrt werden. Servieren Sie sie mit frisch gebackenem Brot und reifen Tomaten, und Sie finden den Himmel auf Erden.

⑦ Curry Aromatisch und kräftig. Die Geschmacksvielfalt eines indischen Currygerichts jagt Ihnen wohlige Schauer über den Rücken. Wie ein attraktiver Fremder hinterlässt es Wärme und Erregung für Stunden.

⑧ Pommes frites Manche Leute verbringen ihr Leben auf der Suche nach perfekten Pommes. Egal, ob Sie sie lieber dick und mehlig, in Fett triefend oder dünn und lang mögen, leckere Pommes sind das Nirwana eines Freitagabends.

⑨ Schwarzwälder Kirschtorte Wer braucht einen Mann, wenn es Kuchen gibt?

⑩ Schlagsahne Auf Torten, Eiskrem, heißer Schokolade, Kaffee oder auf Ihrer Haut: Sahne ist die reine Sünde, und allein deshalb muss sie einfach gut sein.

DIE SUPERMARKT-TOUR: GESUND EINKAUFEN

Der Weg zu einer schlanken Linie beginnt mit dem Einkaufszettel. Heißhungerattacken enden schnell vor dem Kühlschrank, wenn nichts weiter drin ist als Bohnen und Mineralwasser. Vielleicht müssen Sie nicht so radikal vorgehen, aber bereits der Anfang entscheidet über Erfolg oder Misserfolg.

Entwerfen Sie einen Speiseplan für die kommende Woche, möglichst ohne Sahnetorte und Schokolade. Besorgen Sie sich ein paar gute Kochbücher. Investieren Sie in ein wildlederbezogenes Notizbuch (für die Einkaufslisten) und in eine strenge, aber sexy Brille. Wählen Sie ein schlichtes Outfit mit flachen Absätzen (sonst wirken Sie lächerlich), tragen Sie ein wenig Lipgloss auf und ziehen Sie los.

Die Einkaufsregeln, ok?

- **Kaufen Sie nur, was auf der Liste steht** Hört sich einfach an, aber wie oft lassen Sie sich von Rabatt-Aktionen und Sparpreisen verführen? Halten Sie sich an die Liste, und Ihre Küchenschränke füllen sich mit lauter gesunden Dingen. Außerdem sparen Sie Geld.
- **Kaufen Sie ein paar schöne Dinge** Das Leben ist zu kurz, um jeder Versuchung zu widerstehen. Aber übertreiben Sie es nicht. Kaufen Sie ein Päckchen Kekse statt der üblichen zwei.

- **Fallen Sie nicht auf den »Light«-Trick rein** Nicht jedem Hersteller liegen unsere Interessen am Herzen. Viele Produkte sind irreführend als »fettreduziert« ausgewiesen. Gewöhnen Sie sich an, Packungsangaben genau zu lesen und verzichten Sie auf den Kauf von Fertigprodukten.

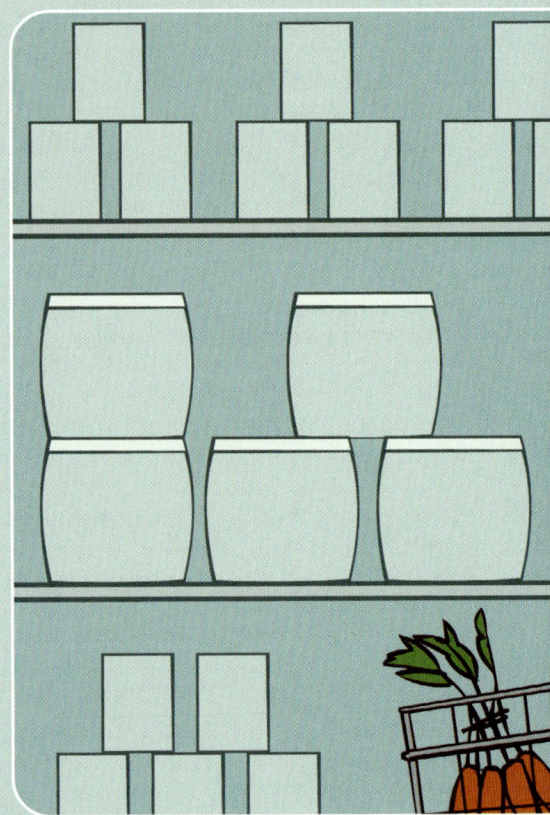

Nehmen Sie sich Zeit Mit der Ernährung ist es wie mit den Männern: Man kann sie nicht über Nacht ändern. Veränderte Ernährungsgewohnheiten sind eine Investition in eine gesunde Zukunft – bis sie zur Gewohnheit geworden sind, dauert es. Aber eines Tages werden Sie auf Eiskrem und sahnigen Camembert verzichten und statt dessen frischen Sellerie und Jogurt kaufen.

Gehen Sie niemals hungrig einkaufen Das erzeugt nur lautes Magenknurren und das überwältigende Verlangen, ein Brathähnchen zu kaufen und verschlingen zu wollen.

Schauen Sie in die übervollen Einkaufswagen der anderen Die Leute wissen es einfach nicht besser – Sie schon.

Kommen Sie mit Tüten voller gesunder Sachen zurück Nehmen Sie eine volle Tüte in jede Hand. Bauchmuskeln anspannen, in die Knie gehen und Tüten langsam auf den Boden abstellen. Aufrichten und dabei die Pomuskeln anspannen. Mehrmals wiederholen. Glückwunsch, Sie haben soeben erfolgreich Ihre erste Übung beendet!

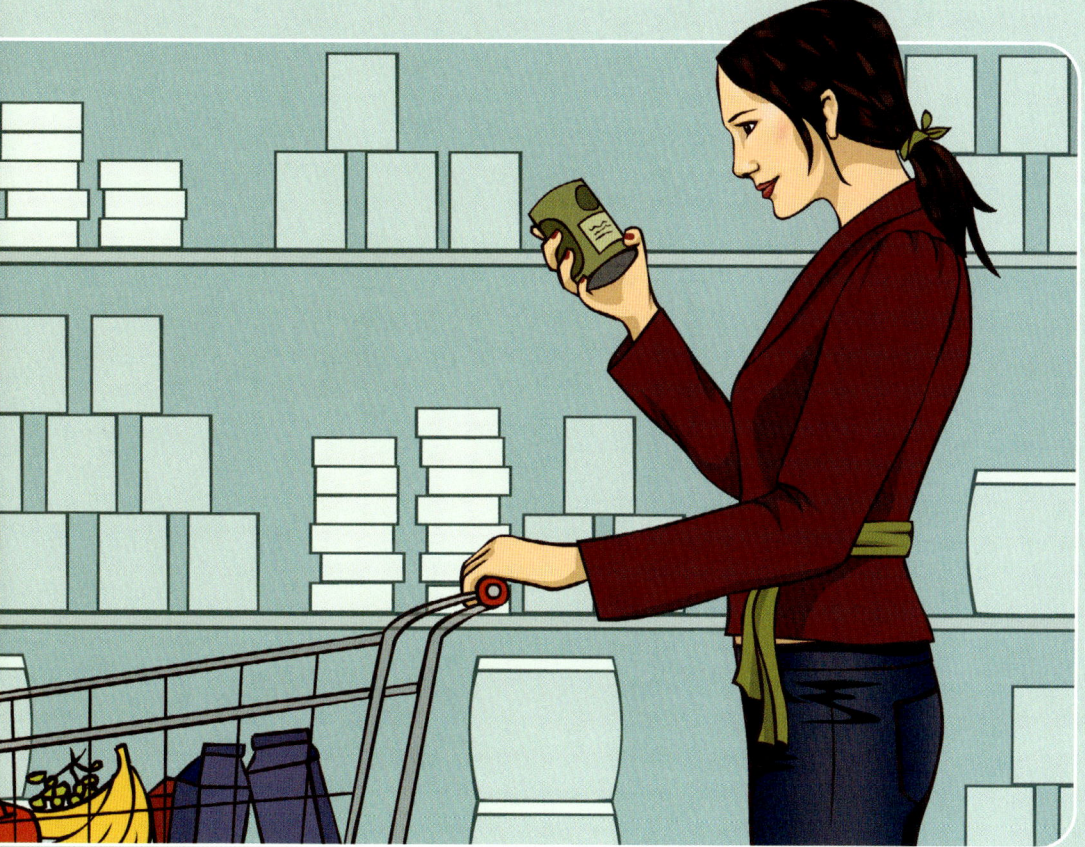

ALKOHOL — DIE GUTE NACHRICHT

Alkohol macht sexy, schlagfertig und weise (und verleiht uns die Fähigkeit, auf Tischen zu tanzen). Er kann uns aber auch missmutig und gefühlsduselig stimmen und uns dazu verleiten, alte Liebesbriefe zu lesen. Die Logik der Betrunkenen ist »Je mehr ich trinke, desto weniger kann ich mich erinnern«. Das ist in Ordnung, solange Sie nicht zu Hause sind. Fern der Heimat zu feiern bedeutet: 1) Sie dürfen hinsichtlich des eigenen Alters schummeln. 2) Sie müssen es mit der Wahrheit in Bezug auf Beruf, Geistesverfassung und Familienstand nicht so genau nehmen. 3) Sie haben keine so genannten Freunde, die sie schadenfroh an Ihre Ausschweifungen erinnern.

Die gute Nachricht ist: Alkohol enthält kein Gramm Fett! Hurra! Dafür hat er jede Menge Kalorien. Wenn Sie also nicht gerade die sagenumwobene »Sex, Drugs and Rock 'n' Roll-Diät« machen wollen (beinhaltet massenweise Alkohol, illegale Drogen und unrasierte Musiker), dann werden Sie Ihren Alkoholkonsum einschränken müssen. Weitere Nebenwirkungen dieser Promi-Diät sind das Aufwachen in zertrümmerten Hotelzimmern, langfristiger Erinnerungsverlust und die Einnahme von Antibiotika (alles Dinge, die man besser vermeiden sollte).

Also: Schluss mit hysterischen Weinkrämpfen, verabschieden Sie sich von der Weinflasche. Atmen Sie tief durch. Blättern Sie in einem Hochglanzmagazin. Betrachten Sie nachdenklich die Super-models und erinnern Sie sich an Ihr alleiniges Ziel — auch Sie möchten diese retuschierte Perfektion erreichen. Verinnerlichen Sie nun die folgenden Tricks:

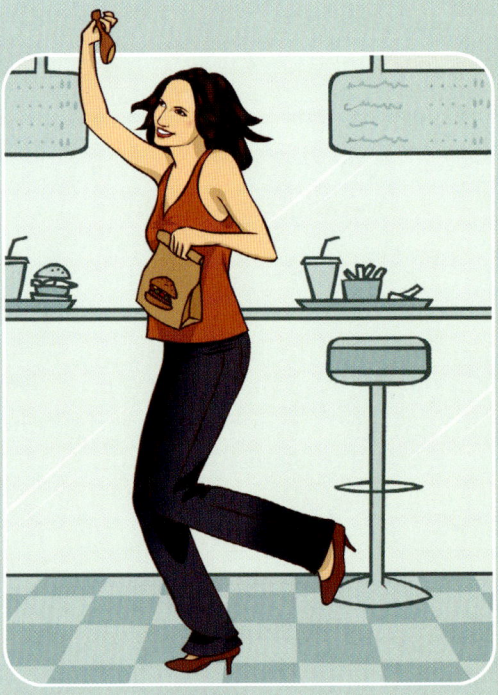

Ersetzen Sie		durch	
1 Glas Gin mit Tonic Water	**93 kcal**	*1 Glas Gin mit Tonic Water (light)*	**53 kcal**
1 Glas/120 ml Champagner	**89 kcal**	*1 Glas/120 ml trockenen Weißwein*	**77 kcal**
1 Flasche Alcopop	**198 kcal**	*1 Flasche Alcopop light*	**96 kcal**
1/2 Liter Bier	**227 kcal**	*1/2 Liter Radler*	**108 kcal**

Top-Tipps von Party-Girls

- **Nicht auf das Essen verzichten, um mehr trinken zu können** Irgendwann gegen Mitternacht packt Sie dann doch der Hunger, und Sie landen im nächsten Fastfood-Imbiss.
- **Trinken Sie nicht unter der Woche** Sie werden erstaunt sein, wie leicht Ihnen das Aufstehen fällt (und wie gut ihr Spiegelbild aussieht).
- **Kein Alkohol zum Mittagessen** So kommen Sie ohne einzuschlafen über den Nachmittag.
- **Abwechselnd Alkohol und kalorienarme alkoholfreie Getränke trinken** Ja, der Barkeeper wird Ihnen auch das mixen.
- **Bestellen Sie, wenn möglich, kalorienarme oder »Light«-Getränke** Es macht wirklich einen großen Unterschied.
- **Machen Sie Wein zur Schorle** Sie trinken weniger Alkohol und stehen dafür öfter in der Toiletten-Warteschlange.

Cocktails – Stoff der Träume

Cocktails wurden erfunden, um Glamour in unser Leben zu bringen. Stattdessen machen sie uns aber bis in die Zehenspitzen betrunken und lassen uns von hohen Barhockern fallen. Erinnern wir uns lieber an wirklich glamouröse Zeiten mit Cary Grant und Grace Kelly – wie wäre es mit einer Piña Colada oder einem Gin Sling? Je kleiner der Cocktail, desto weniger Kalorien. Das Gleiche gilt für die Anzahl. Je weniger Cocktails, ... ! Genau!

GIN SLING (115 kcal)

1 Teelöffel Zucker

50 ml Gin

Mineral- oder Sodawasser zum Auffüllen

Zucker mit ein wenig Wasser auflösen. Gin und einen Eiswürfel zufügen. Mit Wasser auffüllen.

MANHATTAN (164 kcal)

1 Spritzer Angostura-Bitter

50 ml kanadischer Whiskey

25 ml Vermouth – süß

Zutaten zusammen mit Eis im Shaker mixen und in ein Cocktailglas füllen.

MARTINI (100 kcal)

25 ml Gin

25 ml Vermouth – trocken

Zutaten zusammen mit Eis im Shaker mixen und in ein Cocktailglas füllen. Mit einer Olive garnieren.

ESSEN, DAS SCHMECKT

Aber vergessen Sie nun mal kurz das leidige Thema Alkohol und werfen Sie stattdessen einen Blick in Ihre Küche. Hier finden Sie ein paar Tipps für eine solide Grundausstattung:

- **Kochutensilien** Das sind diese glänzenden Teile, die sich in der Schublade verstecken. Verwenden Sie einen kraftvollen Reiniger, um sie von Staub und Fettresten zu befreien.

- **Schürze (nicht zwingend)** Praktisch, um den Körper zu schützen, wenn Sie nackt am Herd stehen.

- **Speiseplan** Nutzen Sie die folgenden Rezepte, um sich täglich kalorienreduziert zu ernähren.

PIKANT-SÜSSER REIS

100 g Basmatireis
570 ml Apfelsaft
1 Zimtstange
3 ganze Gewürznelken
1 Hand voll Aprikosen, Rosinen und
Johannisbeeren, fein gehackt
1 Orange, geschält und in Stücke geteilt

1 Reis waschen, abtropfen lassen, mit dem Apfelsaft, Gewürzen, Aprikosen, Rosinen und Johannisbeeren zum Köcheln bringen. Topf abdecken, Hitze reduzieren. Flüssigkeit ca. 15 Minuten einkochen lassen. Vom Herd nehmen und abgedeckt 10 bis 15 Minuten ruhen lassen.

2 Die Orange zum Reis geben. Das farbenfrohe Gericht macht auch bei Gästen Eindruck!

KAROTTENSUPPE

1 Spritzer Öl
1 Zwiebel, gehackt
1 Lauchstange, gehackt
450 g Karotten
1 l Gemüsebrühe
150 g Naturjogurt

1 Öl in einem Kochtopf erhitzen, Zwiebel und Lauch kurz anschwitzen. Karotten schälen, in dünne Streifen schneiden. Karotten zu Lauch und Zwiebeln hinzufügen und weich kochen, aber nicht anbräunen. Brühe zum Kochen bringen und zum Gemüse gießen. 10 Minuten kochen bis die Karotten weich sind.

2 Im Mixer oder mit dem Pürierstab pürieren. Den größten Teil des Jogurts zugeben (Schnittlauch ist zum Garnieren gut geeignet). In Schüsseln servieren und den restlichen Jogurt spiralförmig einrühren.

PUTE MIT BOHNENSPROSSEN AUS DER PFANNE

30 ml Sesamöl

90 ml Zitronensaft

1 Knoblauchzehe

5 ml klarer Honig

1 cm frischer Ingwer, gerieben

450 g Putenfilet, in Streifen geschnitten

100 g Kaiserschoten, geputzt

1 Hand voll Bohnensprossen

6 Frühlingszwiebeln, in Streifen geschnitten

Salz zum Abschmecken

❶ Öl, Zitronensaft, Knoblauch, Honig und Ingwer in einer flachen Schale mischen. Das Putenfleisch hinzugeben, abdecken und einige Stunden marinieren lassen.

❷ Etwas Öl erhitzen, Marinade von der Pute abtropfen lassen (für später aufbewahren). Putenstreifen anbraten. Bohnensprossen, Frühlingszwiebeln und Marinade hinzugeben. Putenstreifen weich dünsten. Die Soße sollte kochend heiß sein. Mit Salz abschmecken und mit Nudeln oder Reis servieren.

Kalorienreduziertes für Romantiker

Es gibt viele leckere, gesunde Gerichte, die die Liebe beleben können, wie zum Beispiel Spargel, Mandeln und Austern. Seit Eva Adam mit dem Apfel verführte, suchen wir nach etwas, was unserem Liebesleben die richtige Würze verleiht. Aphrodisiaka sind aber nicht nur anregend, sie unterstützen uns auch beim Abnehmen.

Gesundes und leckeres Frühstück

Als wichtigste Mahlzeit des Tages bringt es den Stoffwechsel auf Trab (es wirkt wie eine Fastenunterbrechung). Aber bitte keine Pizzareste vernaschen, liefern Sie dem Körper lieber gesunden Brennstoff.

- **Für Eilige** Probieren Sie mal selbst gemachte Jogurtmischungen mit frischem Obst der Saison. Nehmen Sie dafür Magerjogurt. Oder

machen Sie sich ein Bananensandwich auf Vollkornbrot mit einem Klecks Honig statt Butter. Schön klebrig und lecker, was will man mehr?

- **Viel Zeit?** Müsli sättigt nachhaltig. Haferflocken sind fettarm und bieten eine lang anhaltende Energieversorgung. Nicht mit Vollmilch anrühren, nehmen Sie stattdessen lieber fettarme Milch oder auch Wasser. Mit Honig, Apfelsaft oder Ahornsirup süßen.

- **Obstsalat** Ein fruchtiger Weckruf am Morgen, besonders wenn Sie nicht zu reife Bananen verwenden, die lang anhaltende Energie liefern. So bekommen Sie die empfohlenen täglichen fünf Rationen Obst auf einen Teller. Sie können getrocknete oder auch Dosenfrüchte verwenden, diese sollten aber im eigenen Saft abgefüllt sein und nicht mit Sirup.

EINFACHE SALATE

Salate sind einfach lecker! Kartoffelsalat mit Mayonnaise oder gebratener Speck, der sich rücksichtslos unter unschuldige Salatblätter mischt … Auf diese Version fallen Sie nicht mehr herein! Probieren Sie mal diesen göttlichen Salat mit warmem Hühnchen (für 4 Personen):

2 Hühnerbrustfilets, enthäutet, ohne Knochen	*2 mittelgroße grüne oder rote Paprika, gehackt*
2 Zwiebeln, gehackt	*1 Hand voll Cherrytomaten*
30 g Butter	*25 g geröstete Mandeln*
150 g Salat	*1 Hand voll Rosinen*
2 mittelgroße Selleriestangen	*Kalorienarme Salatsoße*

Hühnchen in kleine Würfel schneiden; Zwiebel fein hacken. Butter schmelzen und Hühnchen dazugeben. Den Salat rupfen, den Sellerie schneiden. Wenn das Hühnchen fast gar ist, Paprika und Zwiebeln zufügen und weich dünsten. Hühnchen gar kochen, vom Herd nehmen und Salat, Tomaten, Sellerie und Rosmarin zufügen. Mit Salatsauce beträufeln und servieren.

Snacks, die nicht dick machen

- Mango-Chutney auf Crackern – mmh, lecker!
- Eine Hand voll getrocknete, exotische Früchte – hat mehr Stil als Kartoffelchips.
- Lust auf was Süßes? Verabreden Sie sich mit Ihrem Liebsten.
- Eine Virgin Bloody Mary – eiskalter Tomatensaft mit einem Spritzer Worcestersoße.
- Bratapfel mit getrockneten Früchten und etwas Apfelsaft – ebenso gut wie Apfelkuchen, aber ohne Völlegefühl.
- Magermilchjogurt mit einer Hand voll Cerealien: macht satt, aber nicht dick.
- Gefrorene blaue Trauben als kleine Erfrischung.

Einfaches zum Mittagessen

Die meisten haben unter der Woche keine Zeit, in Ruhe Mittag zu essen, aber nur weil wir schnell etwas herunterschlingen, heißt das nicht, dass wir weniger Kalorien zu uns nehmen. Denken Sie nach, bevor Sie etwas kaufen oder nehmen Sie sich ein gesundes Mittagessen mit ins Büro.

- Pitabrot, mit Putenbrust und Salat gefüllt.
- Gegrilltes oder getoastetes Sandwich mit fettarmem Käse und Zwiebeln.
- Backkartoffel, gefüllt mit Thunfisch (ohne Mayo!).
- Ein großer Teller Suppe.
- Vollkornbrot-Sandwich mit Salat und Schinken, Garnelen oder Räucherlachs – ohne Butter.

Abendessen zum Abnehmen

Gesundes Kochen braucht eine gute Organsiation. Füllen Sie Ihre Küchenschränke mit Zeit sparenden Dingen wie Marinaden, fettfreier Salatsoße, Knoblauchpaste, Ingwer und Chili. Dazu noch Dosentomaten, Oliven-, Sonnenblumen- oder Sesamöl und fertige Currypasten zum schnellen Würzen. Außerdem sollten Sie immer Nudeln und Reis im Haus haben.

DAS SCHNELLE CURRY

Currygerichte sind meist kalorienreich – dieses ist einfach, fettarm und pikant

Reis
1 Zwiebel, gehackt
2 Hand voll Garnelen, Hühnchen und/oder
Gemüse (z.B. Kartoffeln und Kohl; Zucchini
und Broccoli)
Currypaste
1 Dose gehackte Tomaten
Tomatenmark
Fettarmer Jogurt

Reis kochen. Zwiebeln in sehr wenig Öl leicht anbräunen. Garnelen/Hühnchen etc. sowie einige Esslöffel Currypaste hinzugeben und garen. Tomaten und ein wenig Tomatenmark zugeben und 5 bis 10 Minuten köcheln lassen. Zum Schluss einen Klecks Jogurt unterziehen.

AUS DER PFANNE

Gemüse aus der Pfanne ist ideal zur Resteverwertung (bitte nur Frisches verwenden). Alle Zutaten schon vorher bereitlegen, denn Pfannengerichte sind fix zubereitet.

Nudeln
1 Spritzer Sesamöl
1 Teelöffel gehackte Chilischoten
1 Teelöffel gehackter Knoblauch
1 Teelöffel gehackter Ingwer
3–4 Frühlingszwiebeln, gewürfelt
1 kleine Zwiebel, gehackt
1 Esslöffel Sojasoße
50 ml chinesischer Reiswein (oder Sherry)
Garnelen, Pilze, Hühnchen, Schweinefleisch
und/oder verschiedene Gemüsesorten

Nudeln al dente kochen. Mit etwas Öl beträufeln und mischen. Zutaten vorbereiten. Sesamöl in einem Wok oder einer großen Pfanne erhitzen (Notruf für die Feuerwehr: 112). Wenn das Öl heiß ist, Chilischoten, Ingwer und Knoblauch zugeben und 30 Sekunden braten. Zwiebeln und andere Zutaten hinzufügen. 3 bis 4 Minuten anbraten. Sojasoße, Reiswein und Nudeln zugeben und einige Minuten braten, bis die Nudeln erwärmt sind. Sofort servieren und genießen.

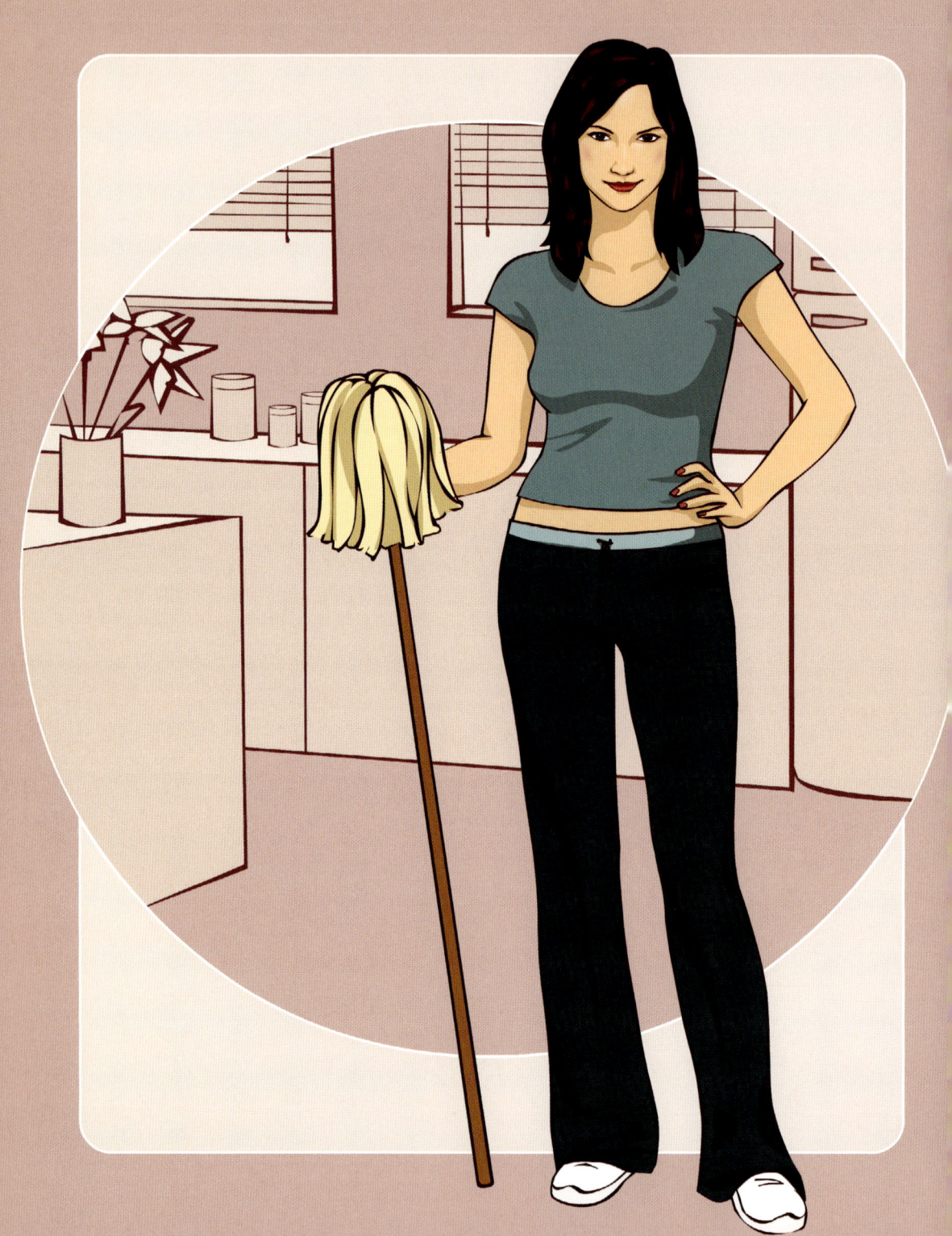

DAS TÄGLICHE
PUTZ-WORKOUT

Diese Übungen können Sie nach Lust und Laune (oder je nachdem, wie es Ihre Wohnung gerade erfordert) durchführen. Abhängig von Ihrem Enthusiasmus (und dem persönlichen Sauberkeitsbedürfnis) können Sie die Übungen mehrmals täglich machen, an jedem Tag der Woche (außer sonntags natürlich, das ist ein Ruhetag) oder nur hin und wieder ein oder zwei Übungen. Aber nur regelmäßiges Training garantiert Ihnen einen schönen Körper und eine saubere Wohnung! Bevor Sie richtig loslegen erst die Regeln lesen und verinnerlichen!

DIE REGELN

Kleiden Sie sich stets so, als ob Sie jemanden beeindrucken wollten. Der unfrisierte Schlabberlook ist tabu und lässt nur Ihr Selbstbewusstsein dünner wirken, sonst nichts.

❶ Klamottentausch gegen Langeweile? Wechseln Sie regelmäßig Ihr Putz-Outfit. Sehr attraktiv ist der Britney-Spears-Look: Bauchfrei mit Hüfthosen (Baseballkappe zur Tarnung auf Wunsch) und ein ausgedientes Kopfhörerset als Mikro. Dann verausgaben Sie sich mit dem Staubwedel. Alternativen: »Puffmutter« (Federboa und Staubwedel) oder »Domina« (mit Leder-Outfit, Peitsche und weiteren Mitteln für eine massive Staubvernichtung).

❷ Setzen Sie sich Ziele
Nicht vergessen, weshalb Sie den Budenzauber betreiben, das steigert die Effektivität. Ein Minialtar für Brad Pitt wäre zu viel – aus Zeitschriften ausgerissene Fotos, an den Kühlschrank geklebt, können dagegen wahre Wunder in Sachen Motivation bewirken.

❸ Auch ein wenig ist schon eine ganze Menge
Schon fünf Minuten am Tag sind mehr als nichts und zumindest ein Anfang, egal ob man den ranzigen Kühlschrank putzt oder herumliegende Bücher wieder ins Regal einsortiert.

❹ Putzmittel-Sortimentserweiterung
Erweitern Sie Ihren Bestand an Ofenreinigern, Staubwedeln, Wischmops und Gummihandschuhen in diversen Ausführungen. Je mehr Requisiten vorhanden sind, desto mehr Spaß macht die ganze Angelegenheit.

❺ Fangen Sie klein an
Warten Sie mit dem Wenden der Matratze lieber bis nach dem Aufstehen. Ihre Begeisterung ist lobenswert, aber so gänzlich unvorbereitet könnten die Muskeln überstrapaziert werden. Zum Aufwärmen beginnen Sie besser mit einigen leichteren Aufgaben.

❻ Feiern Sie auch mal krank
Bei Krankheit gilt: Bleiben Sie mit einem guten Buch, einer Packung Taschentücher und gesunden Knabbereien (siehe Seite 24) im Bett. Das gleiche gilt, wenn Sie einen Kater haben.

❼ Wenn schon, dann richtig
Machen Sie keine halbherzigen Versuche, den Körper in Topform zu bringen. Gründliche Putzaktionen erfordern genau das: Gründlichkeit und vollen Einsatz.

⑧ Putzen mit Freunden

Egal, ob groß und kräftig oder attraktiv und durchtrainiert (die schlimmste Sorte): Putzaktionen mit Freunden sind supereffektiv. Vielleicht werden Sie sich ja eines Tages erkenntlich zeigen. Vielleicht.

⑨ Werfen Sie nicht vorzeitig das Handtuch

Spanisch lernen mit Audiokassetten klappt ja fast nie – ein tolles Aussehen ist aber erreichbar! Um Enttäuschungen vorzubeugen, denken Sie daran: Wunder passieren nicht über Nacht. Nach drei Wochen regelmäßigen Trainings werden Sie positive Veränderungen bemerken. Versprochen.

⑩ Werden Sie zur Strategin

Erstellen Sie eine Liste mit den Dingen, die erledigt werden müssen und teilen Sie dafür jeweils bestimmte Tage und Zeiten ein. Dann muss die Liste nur noch abgearbeitet werden.

⑪ Notieren Sie Trainingserfolge

Lesen Sie sie allen Leuten vor, die Interesse heucheln.

Notiz: Alle Werte »verbrannte Kalorien« sind lediglich grobe Richtlinien, basierend auf einem 30-minütigen Training bei einem Körpergewicht von 55 kg. Der tatsächliche Kalorienverbrauch ist individuell teilweise sehr unterschiedlich.

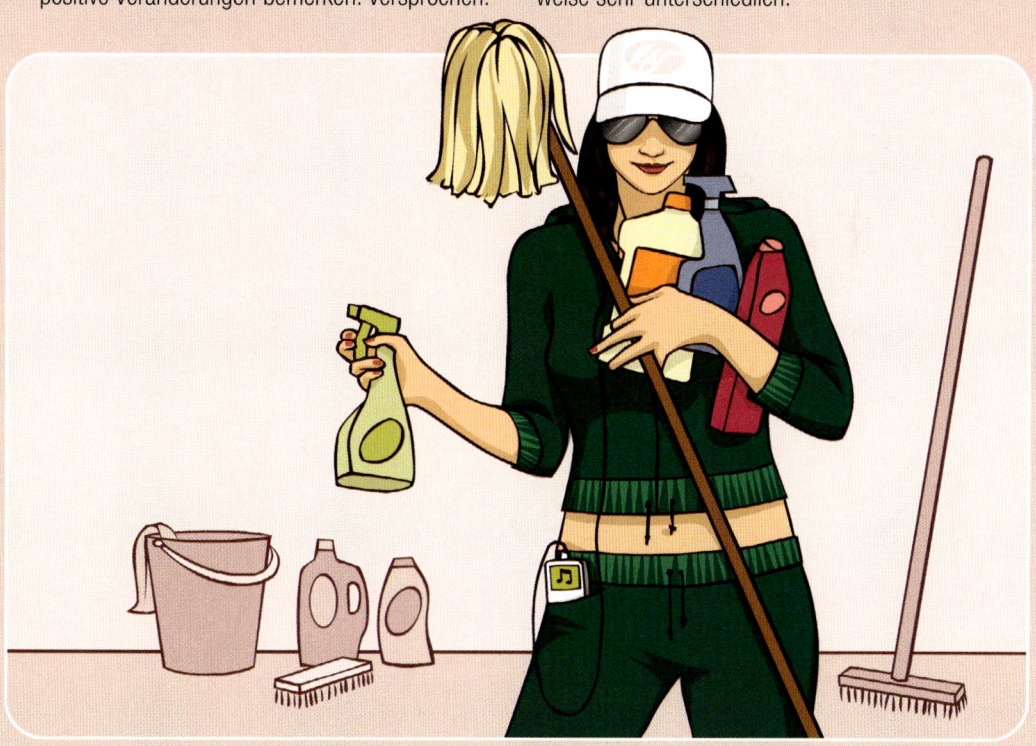

BÜGELN MIT FITNESSFAKTOR

Mit dem Bügeln ist es wie mit dem Fitnesstraining: Wir finden ständig Ausreden, es nicht zu tun und vergessen dabei, wie schön es ist, wenn wir es in Angriff nehmen.

Eine halbe Stunde am Bügelbrett strafft Po, Bauch und Hemden. Wer hätte gedacht, dass gebügelte Hosen so tolle Begleiterscheinungen mit sich bringen?

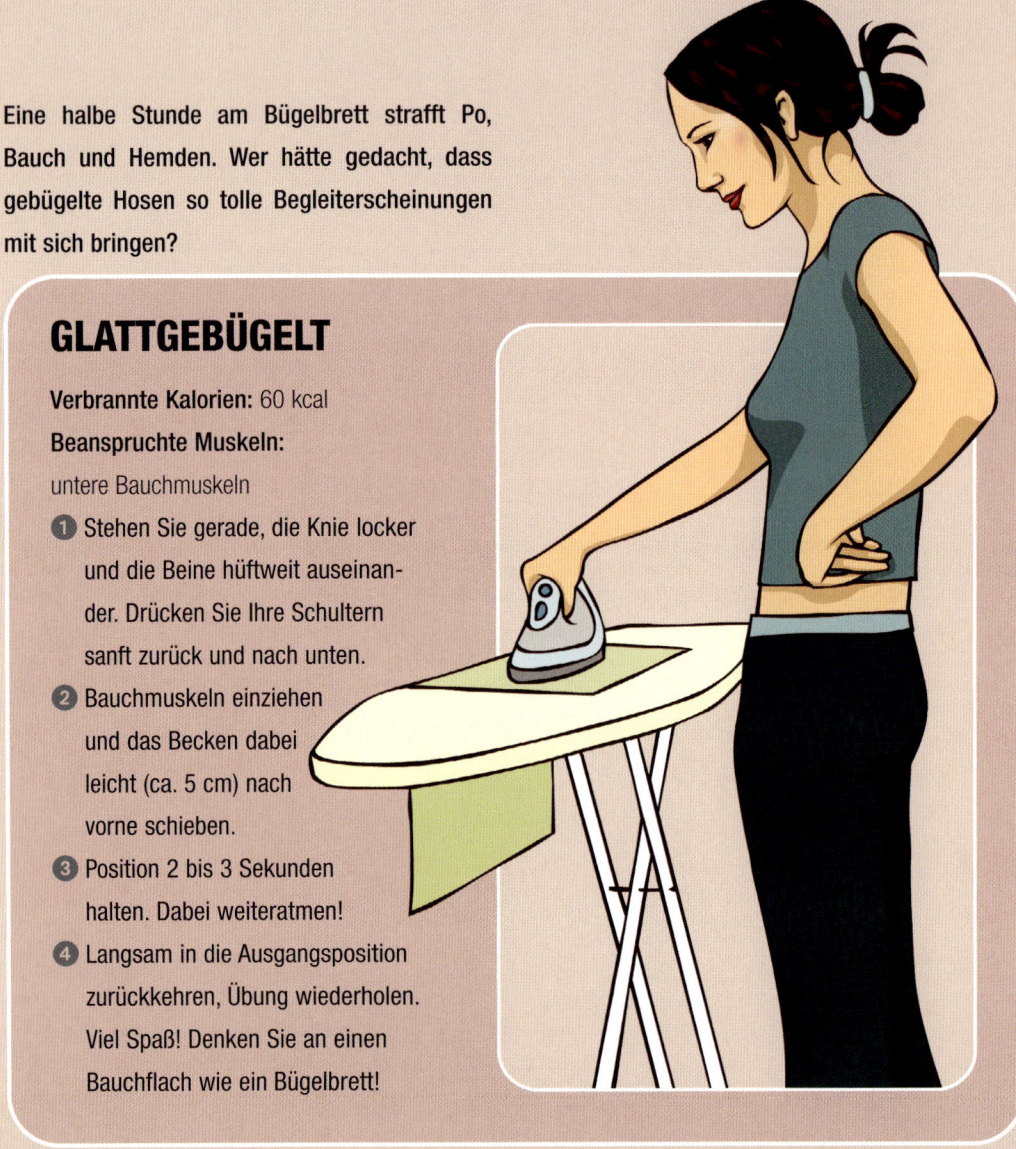

GLATTGEBÜGELT

Verbrannte Kalorien: 60 kcal

Beanspruchte Muskeln:

untere Bauchmuskeln

1. Stehen Sie gerade, die Knie locker und die Beine hüftweit auseinander. Drücken Sie Ihre Schultern sanft zurück und nach unten.
2. Bauchmuskeln einziehen und das Becken dabei leicht (ca. 5 cm) nach vorne schieben.
3. Position 2 bis 3 Sekunden halten. Dabei weiteratmen!
4. Langsam in die Ausgangsposition zurückkehren, Übung wiederholen. Viel Spaß! Denken Sie an einen Bauchflach wie ein Bügelbrett!

SO WIRD DER PO SCHÖN KNACKIG

Verbrannte Kalorien: 60 kcal **Beanspruchte Muskeln:** Gesäßmuskeln

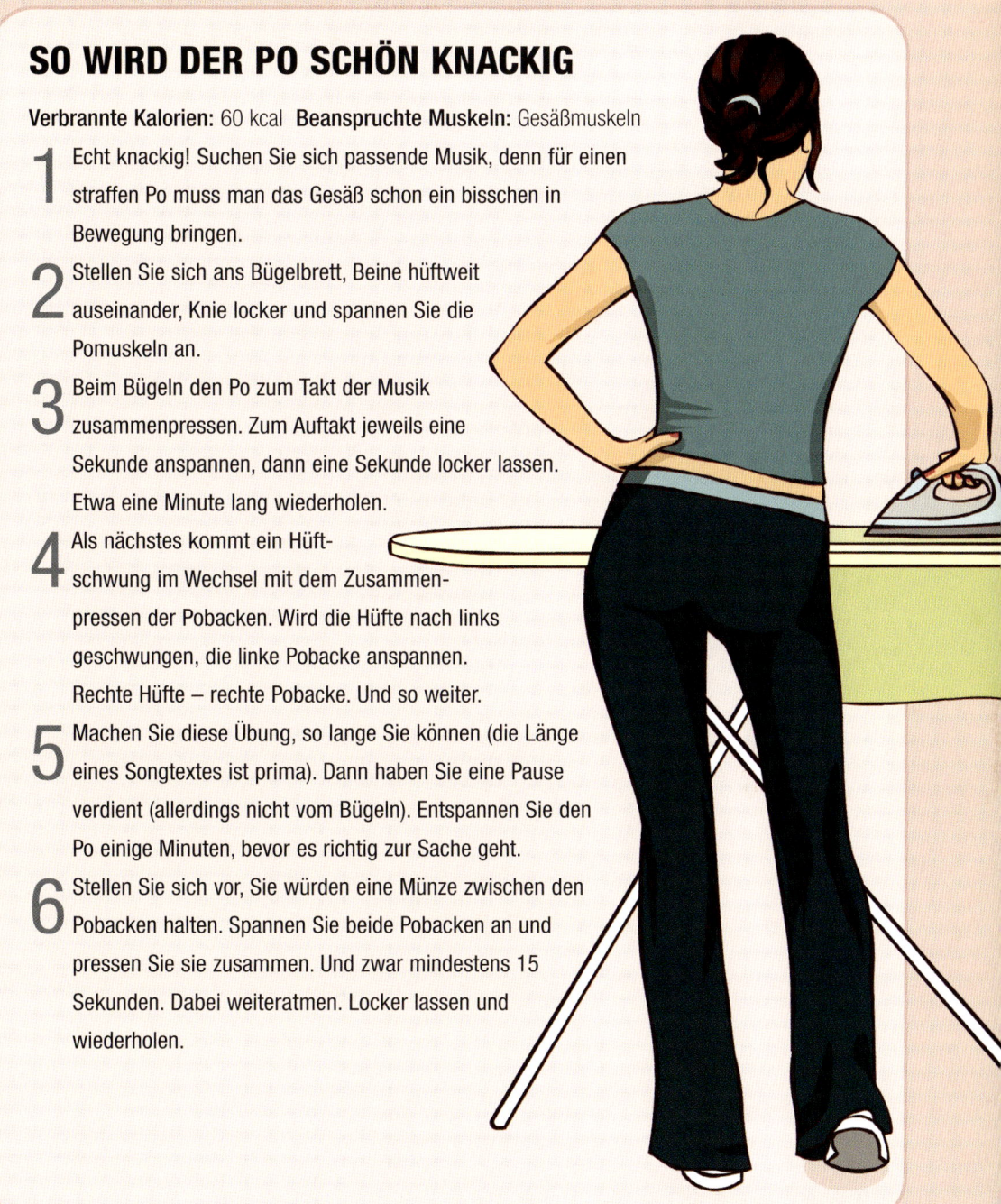

1 Echt knackig! Suchen Sie sich passende Musik, denn für einen straffen Po muss man das Gesäß schon ein bisschen in Bewegung bringen.

2 Stellen Sie sich ans Bügelbrett, Beine hüftweit auseinander, Knie locker und spannen Sie die Pomuskeln an.

3 Beim Bügeln den Po zum Takt der Musik zusammenpressen. Zum Auftakt jeweils eine Sekunde anspannen, dann eine Sekunde locker lassen. Etwa eine Minute lang wiederholen.

4 Als nächstes kommt ein Hüft-schwung im Wechsel mit dem Zusammen-pressen der Pobacken. Wird die Hüfte nach links geschwungen, die linke Pobacke anspannen. Rechte Hüfte – rechte Pobacke. Und so weiter.

5 Machen Sie diese Übung, so lange Sie können (die Länge eines Songtextes ist prima). Dann haben Sie eine Pause verdient (allerdings nicht vom Bügeln). Entspannen Sie den Po einige Minuten, bevor es richtig zur Sache geht.

6 Stellen Sie sich vor, Sie würden eine Münze zwischen den Pobacken halten. Spannen Sie beide Pobacken an und pressen Sie sie zusammen. Und zwar mindestens 15 Sekunden. Dabei weiteratmen. Locker lassen und wiederholen.

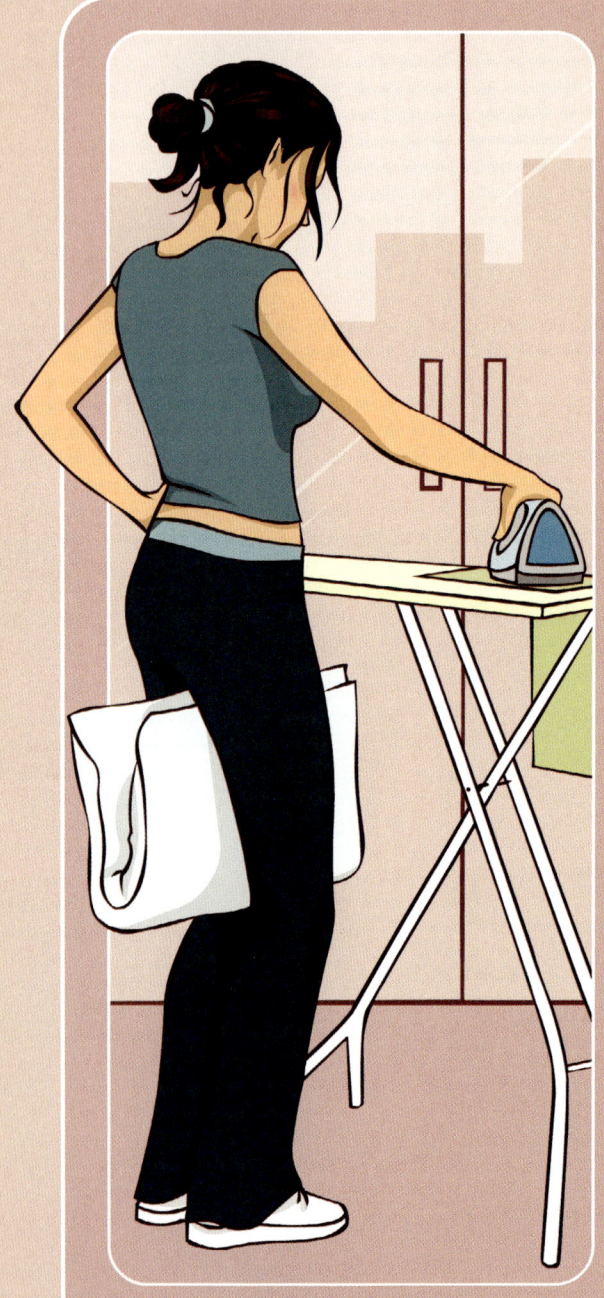

TOP-FORM FÜR DIE SCHENKEL

Verbrannte Kalorien: 60 kcal

Beanspruchte Muskeln:

schwabbelige Innenschenkel

1 Stellen Sie sich Bondgirl Xenia vor: Sie kann Männer mit ihren bloßen Schenkelmuskeln erwürgen.

2 Stellen Sie sich ans Bügelbrett, die Beine hüftweit auseinander. Klemmen Sie ein dickes Kissen zwischen die Oberschenkel. Knie locker halten.

3 Pressen Sie das Kissen während des Bügelns mit den inneren Schenkelmuskeln ca. 30 Sekunden zusammen und lassen Sie wieder locker. Jeweils nach 30 Sekunden Pause wiederholen.

4 So kräftig wie möglich zusammendrücken (stellen Sie sich einen hässlichen Ganoven vor, den Sie erwürgen wollen). Nicht locker lassen, bis die Beine zittern. Nach einer kurzen Pause die Übung wiederholen.

HÜFTSTYLING

Verbrannte Kalorien: 60 kcal

Beanspruchte Muskeln: Hüft- und Bauchpartie

1 Wackeln Sie beim Laufen mit dem Hinterteil und bringen Sie so Taille und Hüften gleichzeitig in Schwung. Dazu passt Musik von Tom Jones oder Elvis, den Königen des Hüftschwungs. Zum Auftakt die Hüften sanft hin- und herschwingen lassen.

2 Zunächst die Hüfte nach rechts kreisen lassen. Stellen Sie sich vor, Sie hätten einen Hula-Hoop-Reifen. Dann nach links kreisen. Sie sind die Königin des Hüftschwungs.

3 Jetzt zum Hüft-Lifting. Heben Sie die rechte Hüfte so weit wie möglich Richtung Rippenpartie an (die rechte Ferse darf dabei ebenfalls angehoben werden). Halten Sie die Position einige Sekunden, dann Hüfte senken und mit der anderen Seite wiederholen. Heben Sie so lange die Hüften, bis Sie ein mittelgroßes Wäschestück gebügelt haben.

4 Nach einer kurzen Pause (Hüft-Liftings sind anstrengend) verpassen Sie nun dem Becken ein Workout. Becken zur Musik nach vorne schieben, Beine und Oberkörper dabei ruhig halten. Richtig Spaß macht es, wenn Sie dabei grunzen und das Ganze mit entsprechender Mimik begleiten.

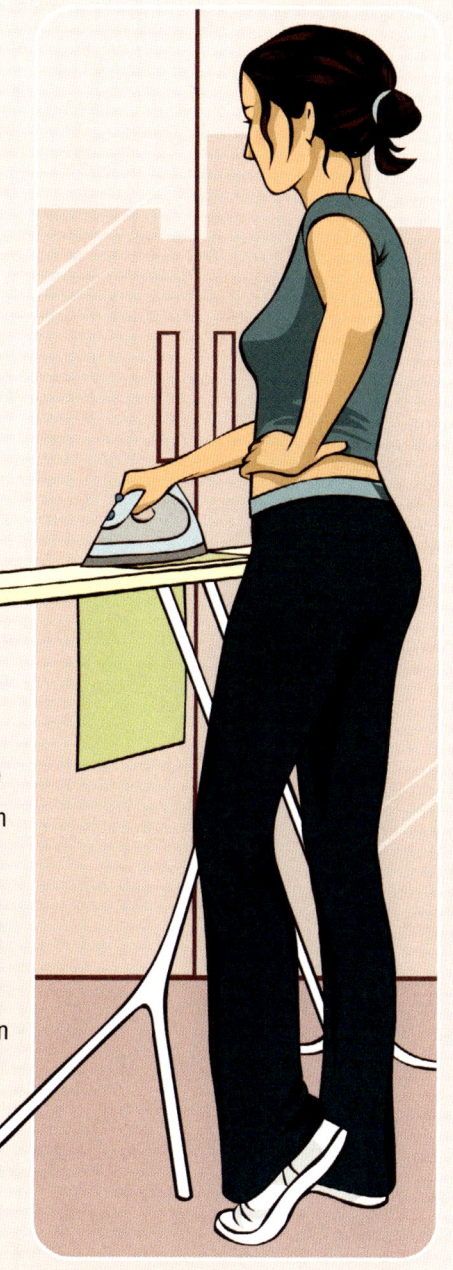

PAUSENFÜLLER

Gegen schlaffe Stellen an Po, Schenkeln und Oberarmen: Balletteinlagen.

Pausenfüller sind ideal, wenn man wieder mal nur so herumsteht – beim Kaffee kochen, Zähne putzen oder Badewasser einlassen. Eben jenen Momenten, in denen Sie sonst gegrübelt haben, wo der Geheimvorrat Schokolade oder die letzte leckere Tüte Chips versteckt sind.

DAS PERFEKTE PLIÉ

Verbrannte Kalorien: 20 kca / 5 Minuten
Beanspruchte Muskeln: Schenkel und Gesäß

1 Nehmen Sie eine Ballettänzer-Pose ein. Geschmeidig und grazil lautet hier das Motto, wenn Sie die Beine in Position bringen: ganz weiter Stand, Zehen zeigen auf 10.00 und 2.00 Uhr. Die Hände liegen an den Hüften.

2 Knie und Hüften beugen, die Arme langsam auf Schulterhöhe heben. Die Knie bilden mit den Zehen eine Linie, der Rücken bleibt gerade. Ihr Gesichtsausdruck sollte Ausgeglichenheit suggerieren.

3 In die Ausgangsposition zurückkehren und so lange wiederholen, bis der Kaffee durchgelaufen oder die Pause überbrückt ist.

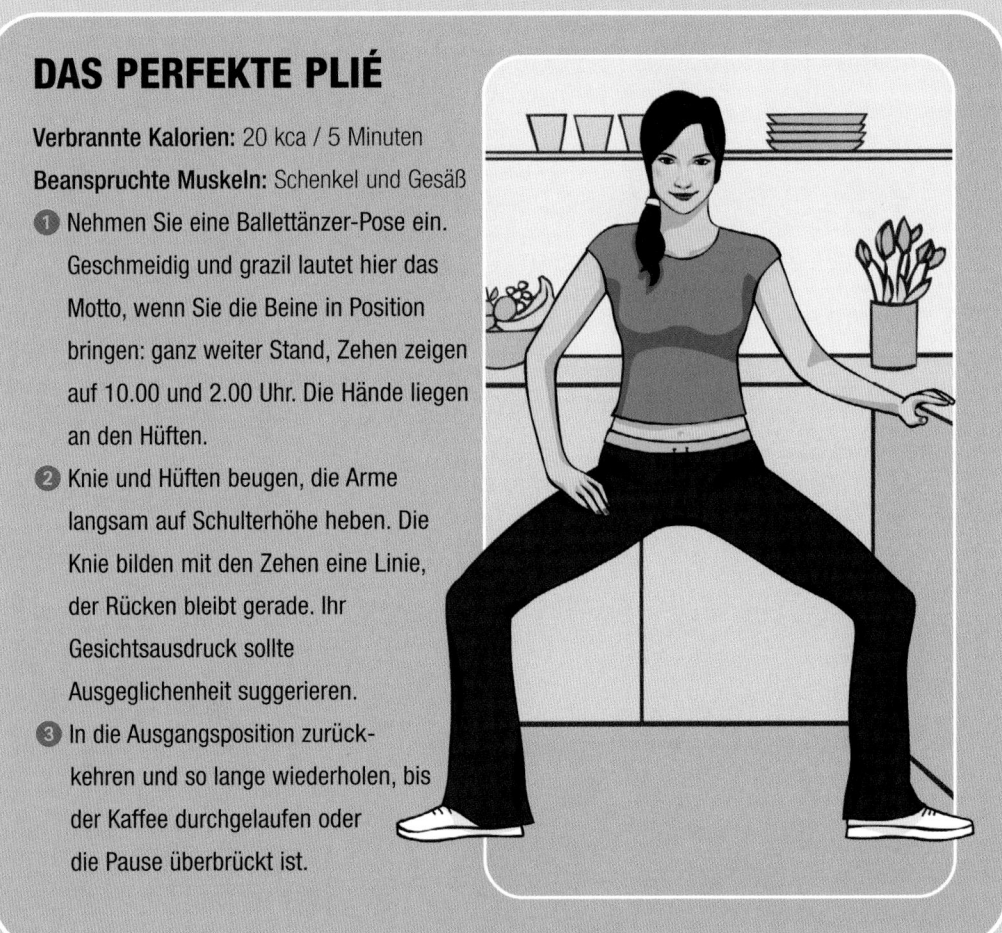

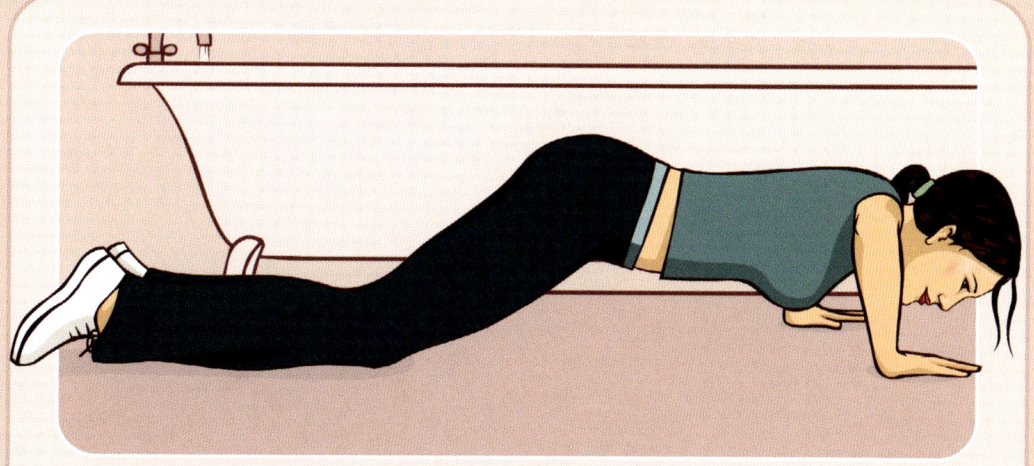

LIEGESTÜTZE MIT GLAMOUR-TOUCH

Verbrannte Kalorien: 38 kcal / 5 Minuten

Beanspruchte Muskeln: Armrückseiten und stützende Brustmuskeln

1 Vorhang auf für die durchtrainierte Strandgöttin! Blonde Schönheiten mit festem Busen, auf dem man sogar eine Espressotasse abstellen könnte, sind ab sofort Ihr Idol. Und Liegestütze gehören ab sofort zu Ihrem Pflichtprogramm. Falls Sie glauben, das sei nur etwas für Angeber, die locker hundert Mal den Boden küssen können – falsch gedacht. Liegestütze sind der Wonderbra der Gymnastik: Sie geben einem traurigen Dekolleté den Aufwärts-Kick und festigen Ihre Trizeps-Konturen.

2 Lassen Sie Badewasser ein. Gehen Sie in die Vierfüßlerstellung, betrachten Sie die Flecken auf den Fliesen und merken Sie sie sich für einen späteren Putzeinsatz. Legen Sie die Hände auf den Boden (etwa anderthalbfache Schulterbreite) und bilden Sie mit den Schultern eine Linie. Strecken Sie die Beine weiter nach hinten, die Unterschenkel bleiben auf dem Boden.

3 Senken Sie langsam Ihren Oberkörper, etwa so, als ob Sie zu einem zärtlichen Kuss ansetzen, bis das Gesicht knapp über dem Boden ist. Sie überlegen es sich mit dem Kuss aber noch mal anders: zurück zur Startposition. Flirten Sie weiter mit dem Boden, während die Wanne vollläuft.

DIE AUF DEM EIS TANZT

Verbrannte Kalorien: 20 kcal / 5 Minuten

Beanspruchte Muskeln: Außenseite der Schenkel und Hüftpartie

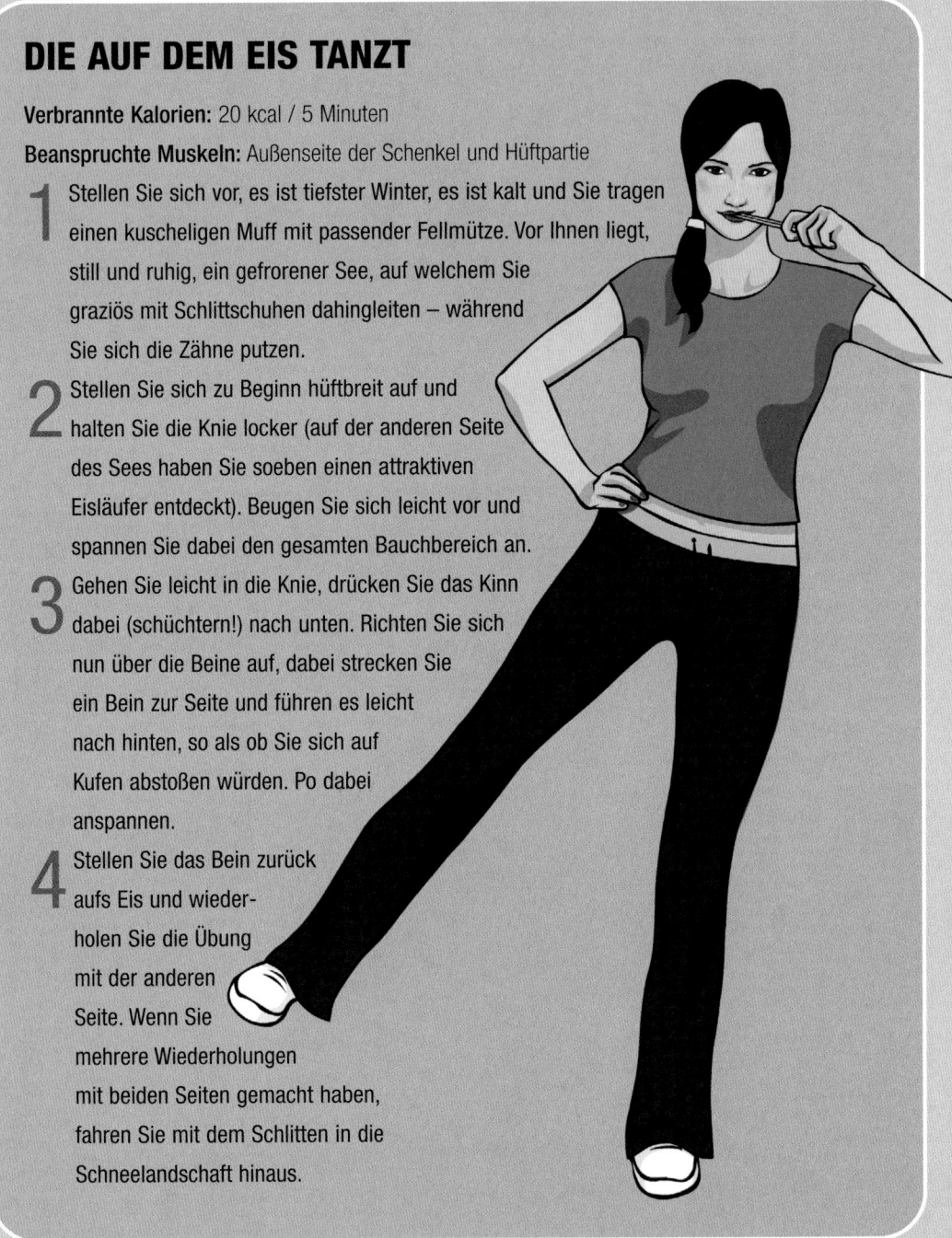

1 Stellen Sie sich vor, es ist tiefster Winter, es ist kalt und Sie tragen einen kuscheligen Muff mit passender Fellmütze. Vor Ihnen liegt, still und ruhig, ein gefrorener See, auf welchem Sie graziös mit Schlittschuhen dahingleiten – während Sie sich die Zähne putzen.

2 Stellen Sie sich zu Beginn hüftbreit auf und halten Sie die Knie locker (auf der anderen Seite des Sees haben Sie soeben einen attraktiven Eisläufer entdeckt). Beugen Sie sich leicht vor und spannen Sie dabei den gesamten Bauchbereich an.

3 Gehen Sie leicht in die Knie, drücken Sie das Kinn dabei (schüchtern!) nach unten. Richten Sie sich nun über die Beine auf, dabei strecken Sie ein Bein zur Seite und führen es leicht nach hinten, so als ob Sie sich auf Kufen abstoßen würden. Po dabei anspannen.

4 Stellen Sie das Bein zurück aufs Eis und wiederholen Sie die Übung mit der anderen Seite. Wenn Sie mehrere Wiederholungen mit beiden Seiten gemacht haben, fahren Sie mit dem Schlitten in die Schneelandschaft hinaus.

DER ZÖGERNDE VOGEL

Verbrannte Kalorien: 38 kcal / 5 Minuten **Beanspruchte Muskeln:** Obere Schulterpartie und Arme

1 Sensationelle Schultern erfordern regelmäßiges Training. Sie können wie Madonna mit Hingabe Yoga praktizieren oder mit Pfirsichen in der Dose jonglieren: Auch die kleinste Mühe wird belohnt. Diese Übung können Sie jederzeit und überall durchführen. Ob beim Auspacken der Einkäufe oder beim Durchstöbern Ihres Küchenschrankes, Zeit für ein Armtraining findet sich immer.

2 Suchen Sie sich zwei Dinge mit identischem Gewicht, alles andere führt zu gymnastischen Schieflagen. Greifen Sie zu Dosen, Wasserflaschen oder Tüten mit getrockneten Hülsenfrüchten. Gut festhalten.

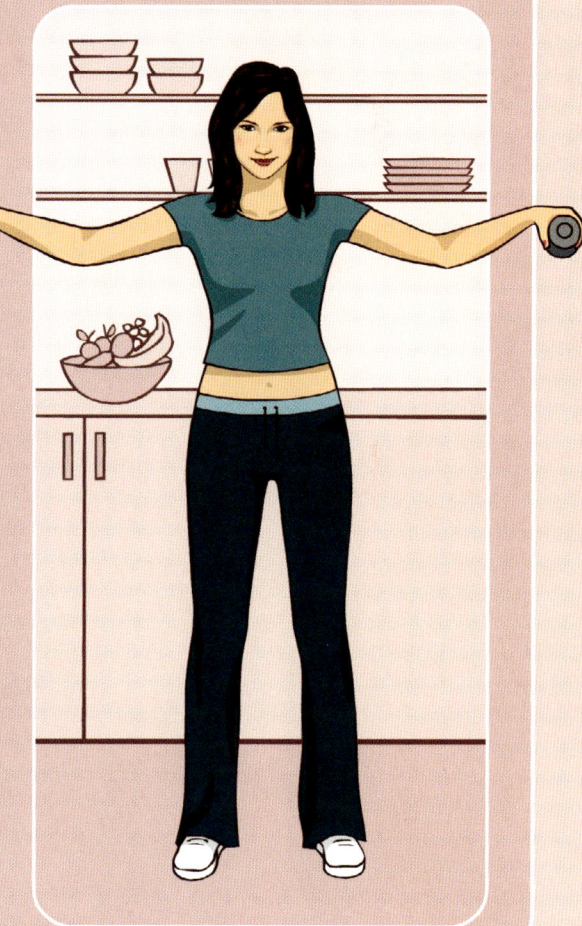

3 Die Arme liegen an den Hüften, die Ellbogen sind nur leicht gebeugt. Stehen Sie gerade, spannen Sie die Po- und Bauchmuskeln an. Denken Sie nun an einen zögernden Vogel, der eigentlich aufsteigen will, sich aber nicht dazu durchringen kann.

4 Heben Sie Ihre Arme bis auf Schulter- höhe, die »Flügel« bleiben dabei am Ell- bogen leicht gebeugt. Langsam wieder zu den Hüften senken.

5 Flattern Sie etwa 30 Sekunden mit den Flügeln, dann dürfen Sie eine verdiente Pause einlegen. Packen Sie Ihren Einkauf weiter aus und versuchen Sie es dann noch einmal.

SCHLANK DURCH STAUBSAUGEN

Staubsaugen ist klasse: Sie können dabei laut singen, und es bringt Ihren Po – der schon bessere Tage gesehen hat – wieder in Top-Form.

Zugegeben: Nicht jeder wird Ihre Gesangskünste zu schätzen wissen. Am besten überlegen Sie sich schon mal ein paar schlagfertige Antworten auf mögliche Lästereien. Haben Sie Ihr Ziel dabei immer vor Augen: einen festen, knackigen Po!

SCHRITT FÜR SCHRITT ZU FESTEN SCHENKELN

Verbrannte Kalorien: 90 kcal **Beanspruchte Muskeln:** Vorderseite der Oberschenkel und Po

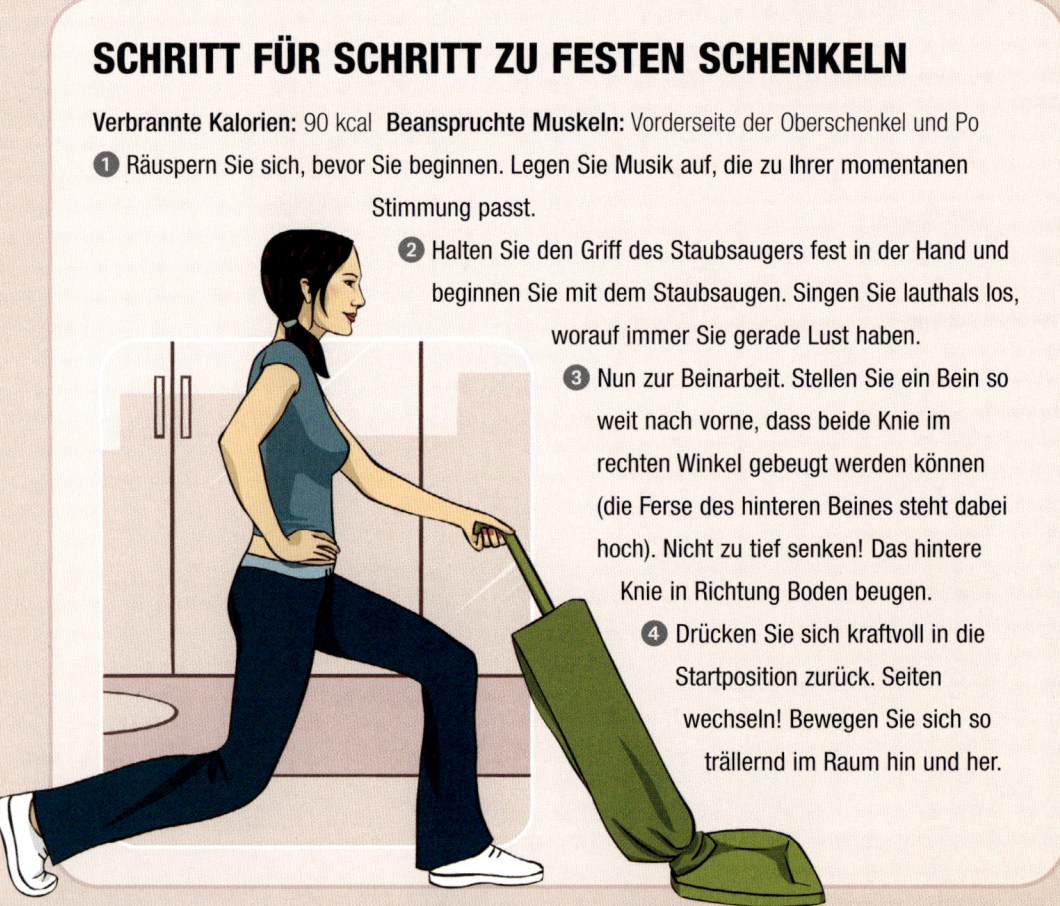

❶ Räuspern Sie sich, bevor Sie beginnen. Legen Sie Musik auf, die zu Ihrer momentanen Stimmung passt.

❷ Halten Sie den Griff des Staubsaugers fest in der Hand und beginnen Sie mit dem Staubsaugen. Singen Sie lauthals los, worauf immer Sie gerade Lust haben.

❸ Nun zur Beinarbeit. Stellen Sie ein Bein so weit nach vorne, dass beide Knie im rechten Winkel gebeugt werden können (die Ferse des hinteren Beines steht dabei hoch). Nicht zu tief senken! Das hintere Knie in Richtung Boden beugen.

❹ Drücken Sie sich kraftvoll in die Startposition zurück. Seiten wechseln! Bewegen Sie sich so trällernd im Raum hin und her.

BEINBEUGEN UND -KICKS

Verbrannte Kalorien: 90 kcal

Beanspruchte Muskeln: Oberschenkelrückseiten

1 Machen Sie mit dem rechten Bein einen Ausfallschritt, beugen Sie das linke Knie. Fuß zum Gesäß hin anheben.

2 Linken Fuß wieder auf den Boden stellen, mit dem anderen Bein wiederholen. Gleiten Sie durchs Zimmer, dabei immer wieder schreiten und beugen.

3 Beugen Sie nach jedem Heben des Beins ein wenig die Knie. Wenn Sie den Fuß zurück auf den Boden stellen, beugen Sie beide Knie und drücken den Po nach unten.

4 Wenn Sie gut drauf sind, probieren Sie den »Bein-Kick«. Flitzen Sie blitzschnell durchs Zimmer und kicken Sie die Hacken in Richtung Po.

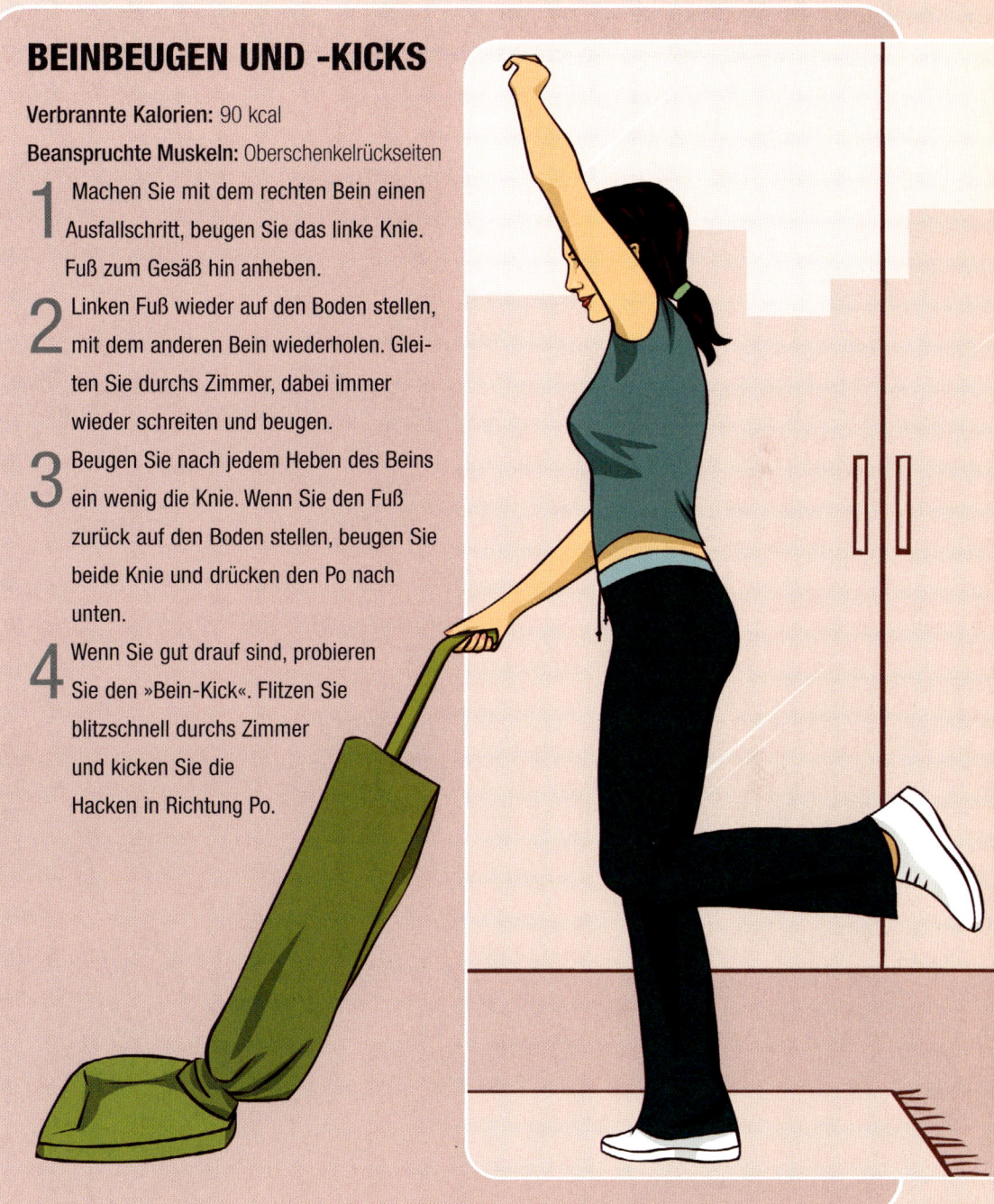

KAMPF DEN STAUBFLOCKEN

Sicher, Staub ist nicht gerade sexy, aber Staubwischen kann Spaß machen. Für diese staubkillende Übung müssen Sie sich nur erinnern: Rockkonzert, Sie ... erste Reihe ...

Denken Sie an Schneewittchen, wie es den sieben Zwergen hinterherräumte: Ebenso flink bewegen Sie sich durchs Haus. Sie möchten dabei ein Kopftuch tragen? Kein Problem, aber vermeiden Sie Ähnlichkeiten mit den Märchenfiguren der Gebrüder Grimm. Imitieren Sie lieber Doris Day oder Grace Kelly. Sie sind exzentrisch? Dann tragen Sie eine Duschhaube oder die neueste Hutmode. Tipp: Öffnen Sie nicht die Haustür, ohne vorher einen Blick in den Spiegel zu werfen.

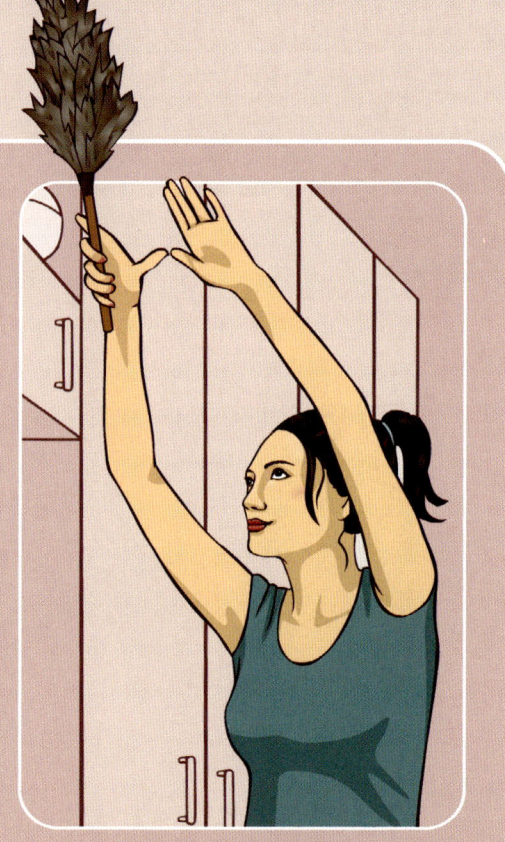

HÄNDE HOCH!

Verbrannte Kalorien: 108 kcal

Beanspruchte Muskeln: Schulterpartie

1. Funktioniert mit Staubwedel oder Staubtuch. Tun Sie so, als wollten Sie beim Rockkonzert die Aufmerksamkeit des unterernährten, aber attraktiven Sängers erhaschen.
2. Hände auf Schulterhöhe, die Arme in »Schau mich an«-Manier über den Kopf heben. Ellbogen leicht beugen, die Daumen berühren sich.
3. Hände wieder auf Schulterhöhe senken. Wiederholen, bis die Schultern schlappmachen.

BALANCEAKT

Verbrannte Kalorien: 108 kcal **Beanspruchte Muskeln:** Waden

❶ Stellen Sie sich nun auf die Zehenspitzen, um Ihre Rivalinnen zu übertrumpfen. Kurz balancieren, während Sie spüren, wie die Muskeln in der Wade gedehnt werden.

❷ Füße langsam wieder senken (Sie wollen ja nicht übermotiviert wirken). Staub wischen.

❸ Gehen Sie wieder auf die Zehenspitzen, Übung wiederholen.

❹ Wenn Sie den Balanceakt raushaben, bleiben Sie »oben« und machen jeweils ein paar Schritte nach rechts oder links. Dehnen Sie die Waden. Stellen Sie sich parallel etwa hüftbreit auf. Einen Fuß zurücksetzen, Ferse auf den Boden drücken, vorderes Knie beugen. 10 Sekunden halten, dann mit der anderen Seite wiederholen.

TRIZEPS-AUFBAU

Verbrannte Kalorien: 108 kcal

Beanspruchte Muskeln: Armrückseiten (Trizeps)

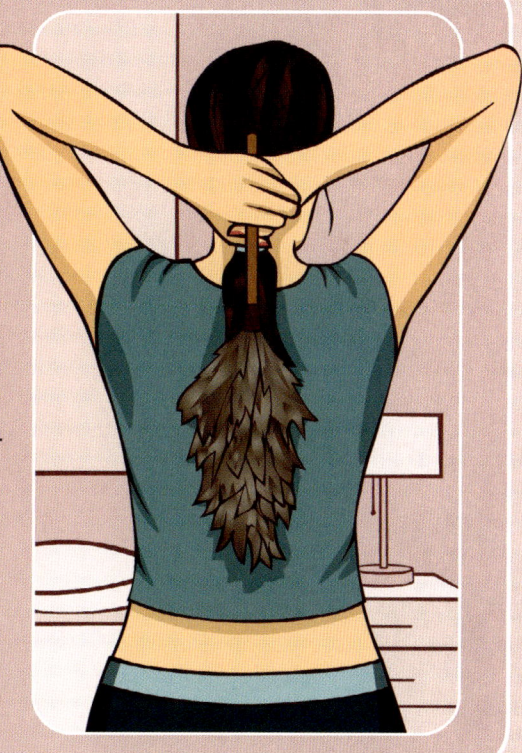

❶ Vergessen Sie den Sänger und widmen Sie sich lieber dem Trizeps, die Rückseite der Arme entwickeln sonst ein Eigenleben. Halten Sie den Staubwedel oder eine Dose mit beiden Händen und heben Sie das Objekt über den Kopf.

❷ Ellbogen ruhig halten (sie zeigen zur Decke). Lassen Sie nun die Hände hinter den Kopf sinken, bis sie den Hals berühren.

❸ Bei leicht gebeugten Ellenbogen die Arme ausstrecken.

❹ Halten Sie mindestens 30 Sekunden durch. So oft wiederholen wie nötig.

GERÄTERAUM:
WOHNZIMMER

1 **Sofa und gemütliche Stühle** Nicht nur zum Relaxen, Fernsehen oder für ein Mittagsschläfchen – mit dem Sofa lässt sich einiges für den Körper tun (siehe Seiten 94–95).

2 **Bücher** Zeigen Sie Haltung, balancieren Sie sie auf dem Kopf.

3 **Teppiche** Bringen Sie in Form, z.B. mit Sit-ups (siehe Seiten 78–79).

4 **Zeitschriften** Fundgrube für gesunde Kochrezepte und motivierende Bilder, die an den Kühlschrank geheftet werden können.

5 **Fernbedienung** Ideal als Wurfgeschoss bei einem Streit mit Ihrem Partner.

6 **DVD und Fernsehen** Schauen Sie zu, wie andere Leute Sport treiben.

7 **Familienhund** Drehen Sie eine flotte Runde mit ihm. Oder Sie bleiben zu Hause und spielen mit dem Vierbeiner.

8 **Kissen** Zum Drücken und Knautschen, aber auch ideal zum Trainieren der Schenkelinnenseiten (siehe Seite 44).

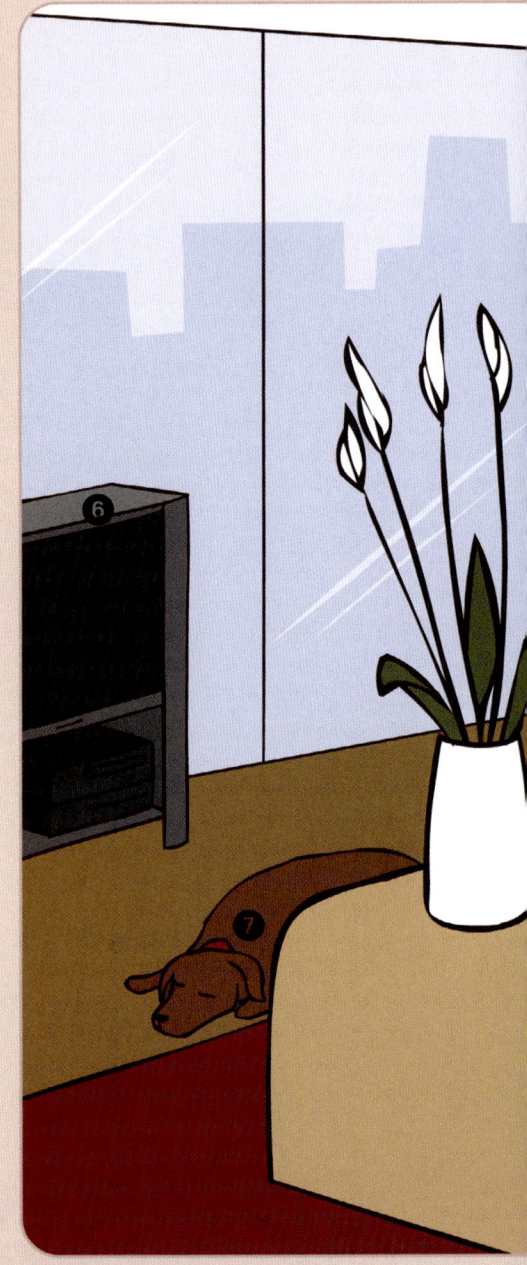

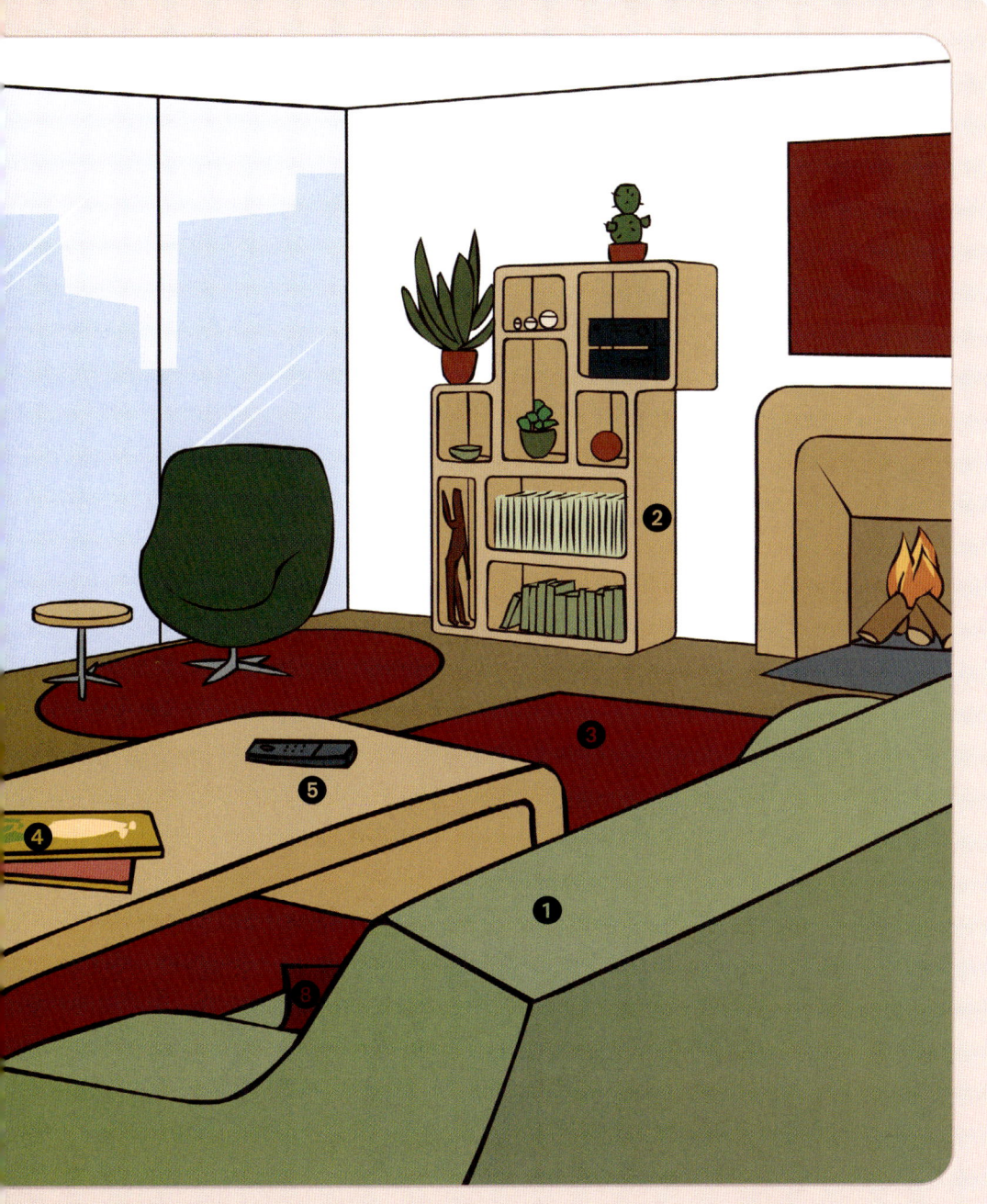

ALLTAGS-MOPPEN

Für schnelle, blitzblanke Böden brauchen Sie Beweglichkeit (falls Sie in einer Ecke festsitzen) und Humor (falls Nachbarn / Kinder / Hund / örtliche Pfadfindertruppe mit dreckigen Füßen über Ihren sauberen Boden traben).

Es gibt Momente im Leben, da muss eine Frau einfach die Musik aufdrehen und tanzen. Bei den folgenden Übungen hat der Wischmop seinen Einsatz als Mikro oder Tanzpartner. Egal ob Sie sich für »Twist 'n' Shout« entscheiden oder einfach nur ein Lied schmettern: Beim Wischen bringen Sie Ihre untere Körperhälfte im Nu in Form.

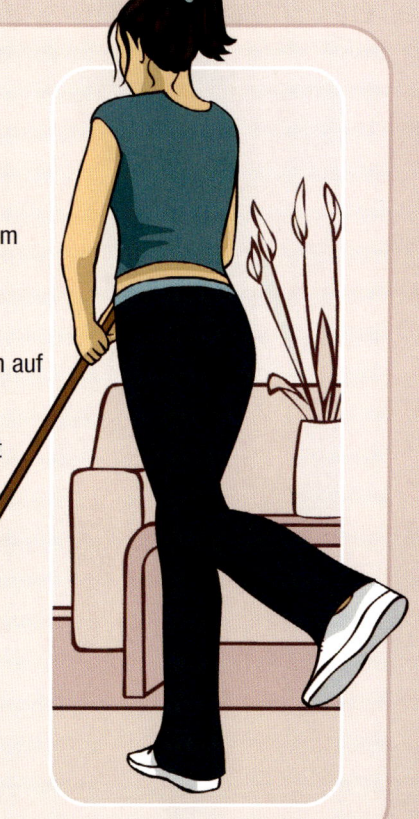

WISCHEN FÜR DIE KEHRSEITE

Verbrannte Kalorien: 102 kcal

Beanspruchte Muskeln: gesamte Gesäßpartie

1. Nach einer ernsthaften Wischaktion wird Ihr Po so stramm wie ein Trampolin. Das Geheimnis: Pressen Sie Ihre Pobacken zusammen.

2. Versuchen Sie es zum Einstieg im Sitzen. Setzen Sie sich auf einen nicht allzu weichen Stuhl und pressen Sie die Pobacken so fest zusammen wie Sie können. Dabei hebt sich der Körper um etwa 5 cm.

3. Wieder locker lassen und einige Male wiederholen.

4. Nun zum Wischmop. Während Sie sich vorwärts bewegen, schwingen Sie ein Bein mit leicht gebeugtem Fuß zurück. Drücken Sie dabei die Pobacken zusammen, das Bein hinten halten. Locker lassen und mit dem anderen Bein wiederholen, bis das Zimmer gewischt ist.

IN SCHWUNG GEBRACHT

Verbrannte Kalorien 102 kcal

Beanspruchte Muskeln: Innenseite der Schenkel

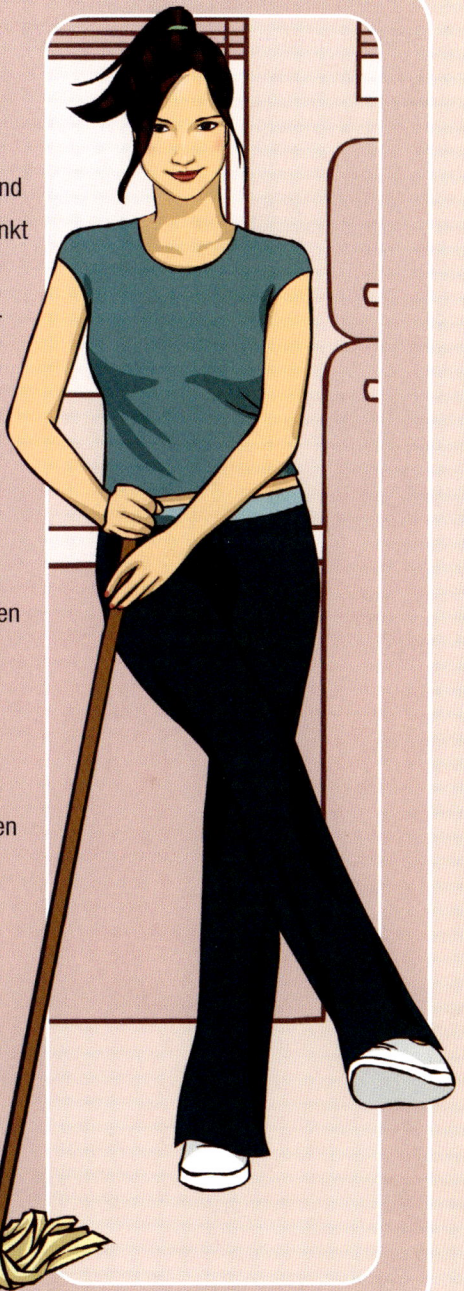

1 Kräftige Innenschenkel bringen Hengste auf Trab und Männer zum Zittern. Machen Sie den Drucktest: Sinkt der Finger mehr als 1 cm ein, dann sollten Sie schleunigst mit dem Training anfangen. Verschwindet die ganze Hand, legen Sie sich mit einem hochprozentigen Drink auf die Couch.

2 Werfen Sie Ihre glänzende Mähne mit einem leisen Wiehern über die Schulter und traben Sie los. Elegante Kleidung gehört zum Programm.

3 Halten Sie den Wischmop mit beiden Händen und schieben Sie ihn vor sich her. Heben Sie den rechten Huf und schwingen Sie ihn vor das linke Bein. Die Zehen zeigen nach außen.

4 Kehren Sie graziös zur Ausgangsposition zurück. Wiederholen Sie die Übung zehnmal, bevor Sie die Seite wechseln. Halten Sie sich gerade und spannen Sie die Bauchmuskeln an. Schließlich sind Sie ein Rassepferd und kein Maultier!

5 Arbeiten Sie sich mit dieser Methode quer durchs Zimmer (bei blühender Fantasie auch »Residenz« genannt). Falls Sie Bonuspunkte ergattern und den Schwierigkeitsgrad erhöhen wollen, drücken und strecken Sie die Ferse des schwingenden Beines. Beim Schwingen Zehen zum Körper hinziehen und den Fuß kräftig anspannen (»flexen«).

ENTDECKEN SIE DIE WASCHFRAU IN SICH

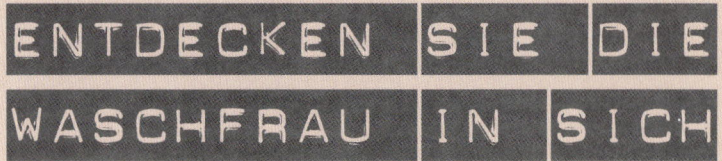

Vergessen Sie alles um sich herum. Sinken Sie auf Hände und Knie, diesmal nur zu Ihrem eigenen Vergnügen ...

Schrubben als Therapie! Stellen Sie sich das Gesicht Ihres Gegners auf der Scheuerfläche vor, das baut Stress ab. Schrubben Sie Aggressionen einfach weg und straffen Sie gleichzeitig Ihren Körper. Vermeiden Sie dicke Knie und leihen Sie sich die Knieschützer Ihrer Nichte.

TOUCHDOWN FÜR MÜDE KRIEGERINNEN

Verbrannte Kalorien: 168 kcal **Beanspruchte Muskeln:** Brustkorb stabilisierende Muskeln

1 Die richtige Zeit, zart gebräunte Beine ein wenig auf dem Boden zu dehnen. Verbeugen Sie sich vor der großen Aphrodite (es kann nie schaden, die Liebesgöttin auf seiner Seite zu haben). Lassen Sie den Po auf die Füße sinken und strecken Sie die Arme vor sich aus. Entspannen Sie sich und denken Sie an etwas Schönes.

2 Der Weckruf: Vor Ihnen liegt ein komplettes Haus, das geputzt werden muss. Zurück an die Arbeit! Drücken Sie sich noch einen Moment vor dem Wischen und Scheuern und widmen Sie sich wichtigeren Dingen: Bauchmuskeltraining für Amazonen.

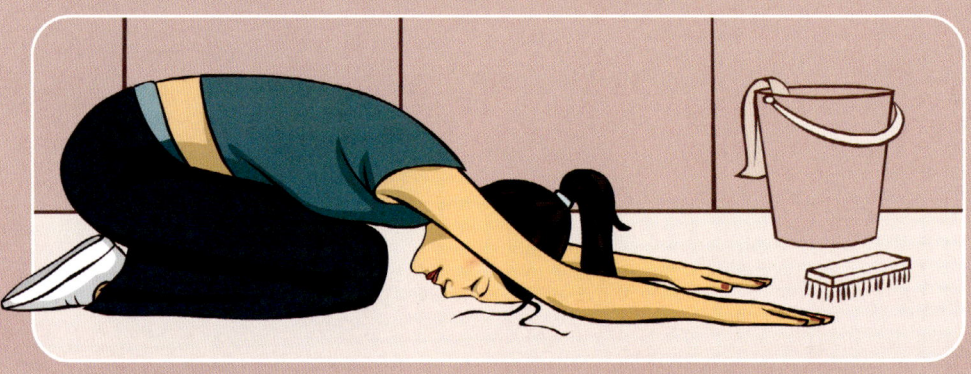

PO-LIFTING

Verbrannte Kalorien 168 kcal **Beanspruchte Muskeln:** Po- und Bauchmuskeln

❶ Bauchmuskeln anspannen, Bauchnabel zur Wirbelsäule hin einziehen. Halten Sie den Kopf höher als das Herz, damit Sie nicht rot anlaufen. Achten Sie auf gleichmäßige Atmung.

❷ Die nächste Runde für den »Po aus Stahl« ist eröffnet. Verlagern Sie das Gewicht Ihres Oberkörpers auf die Vorderarme. Rechtes Bein heben und am Knie rechtwinklig beugen.

❸ Mit dem Knie sanft den Boden berühren und Fuß zur Decke hin anheben. 20 Mal wiederholen, dann Seitenwechsel.

3 Gehen Sie wieder in den Vierfüßlerstand. Ziehen Sie den Bauchnabel Richtung Wirbelsäule ein, indem Sie die Bauchmuskeln anspannen und strecken Sie sich in Richtung einer gedachten Krone auf dem Kopf. Schauen Sie dabei auf den Boden.

4 Schieben Sie die Beine so weit zurück, bis Sie auf den Zehen ruhen und der Körper eine Linie bildet (wie bei Liegestütze). Versuchen Sie, wie ein Brett zu wirken, halten Sie den Rücken gerade und die Bauchmuskeln durchgehend angespannt.

5 Bleiben Sie in dieser Position und sagen Sie fünf Mal laut: »Ich bin Xena, die Kriegerin«, bevor Sie sich wieder zusammenrollen. Machen Sie diese Übung so oft es geht und versuchen Sie, die Position jedesmal etwas länger zu halten.

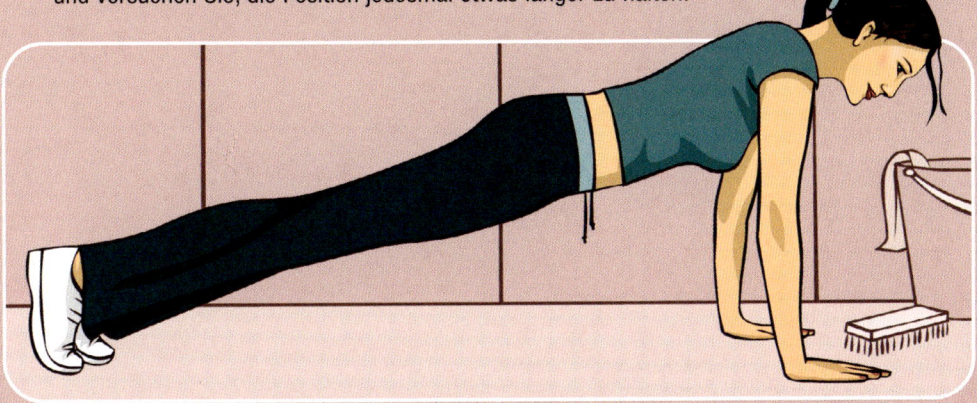

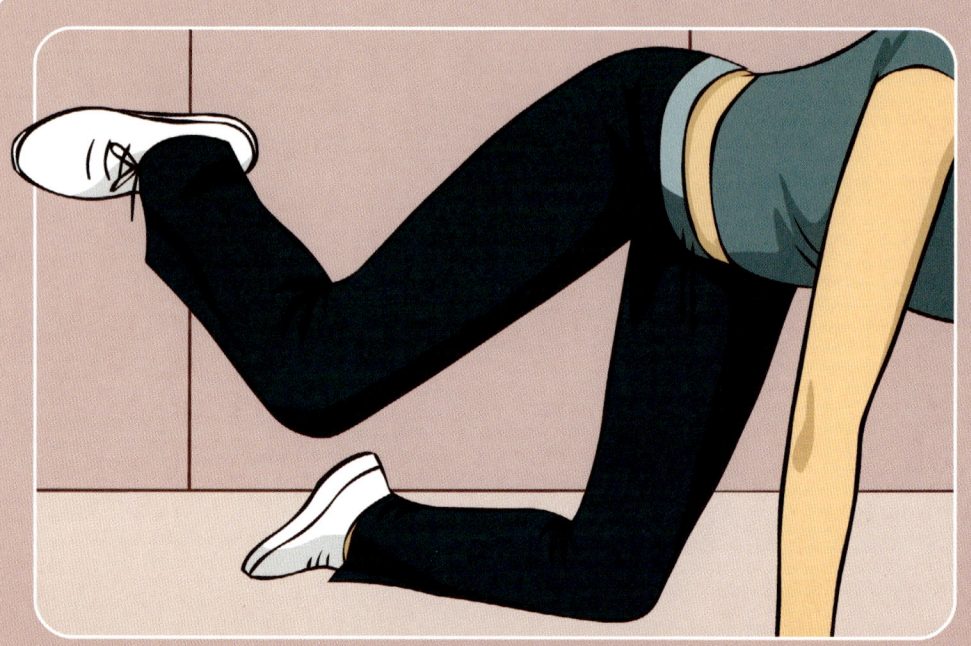

SPAZIERGANG MIT HUND

Verbrannte Kalorien: 168 kcal **Beanspruchte Muskeln:** Po und Außenseiten der Schenkel

1. Diese Übung ist nicht gerade anmutig, aber ein dicker Hintern ist es auch nicht. Stellen Sie sich vor, Sie wären ein Rassehund, nicht die zerzauste Promenadenmischung aus der Nachbarschaft. Bewältigen Sie diese Aufgabe so stilvoll wie Lassie. Zum Schluss sollten Sie einen Po wie eine der flotten Badenixen aus der TV-Serie »Baywatch« haben (und ebenso die knappsten Shorts und Badeanzüge tragen können).

2. Bleiben Sie im Vierfüßlerstand. Achten Sie darauf, Ihr Körpergewicht gleichmäßig auf beide Hände und Knie zu verteilen und nicht zur Seite zu kippen.

3. Heben Sie mit gebeugtem Knie das rechte Bein zur Seite, als ob Sie »ein Geschäft« zu erledigen hätten. Heben Sie das Bein so weit an, wie es angenehm ist und halten Sie es dort für einen kurzen Moment. Wiederholen Sie die Übung mit dem anderen Bein. Jedes Bein sollte etwa 30 Sekunden »geschäftlich« beansprucht werden.

4. Perfektionieren Sie Ihre Technik. Bein zur Seite heben und bis zehn zählen, dabei nicht wie ein nasser Sack umkippen. Mit dem anderen Bein wiederholen.

SUPERWOMAN

Verbrannte Kalorien: 168 kcal **Beanspruchte Muskeln:** untere Rückenmuskulatur

1 Streifen Sie eine hautfarbene Strumpfhose, ein kurzes Cape und Satin-Shorts über. Toupiertes Haar auf Wunsch. Sagen Sie Verbrechen und Schmutz den Kampf an. Putzen Sie auf allen Vieren!

2 Zeit für einen Haltungs-Check. Haben Sie einen krummen Rücken wie ein altes Weib? Strecken Sie anmutig die Wirbelsäule! Belasten Sie Ihre Hüften einseitig? Verteilen Sie das Gewicht gleichmäßig auf beide Knie! Hängt das Bäuchlein über den Hosenbund? Ziehen Sie die Bauchmuskeln Richtung Wirbelsäule ein!

3 Nun zur Heldin der Geschichte. Gleich startet Ihr Flug! Bleiben Sie in dieser Stellung und strecken Sie einen Arm auf Ohrhöhe.

4 Etwa drei Sekunden halten, dann senken. Mit der anderen Seite wiederholen. »Fliegen« Sie ungefähr zehnmal. Und nun kümmern Sie sich um Ihren Alltagskram, bis die Bösen wieder zuschlagen und Ihr Einsatz erneut gefordert ist.

5 Erhöhen Sie den Schwierigkeitsgrad. Heben Sie nun den rechten Arm und das linke Bein, sodass beide eine Linie ergeben. Einige Sekunden halten, dann senken.

6 Mit der anderen Seite wiederholen. Superwoman, glauben Sie nun, Sie können alles schaffen? Dann machen Sie diese Übung – wenn möglich – zehn Mal.

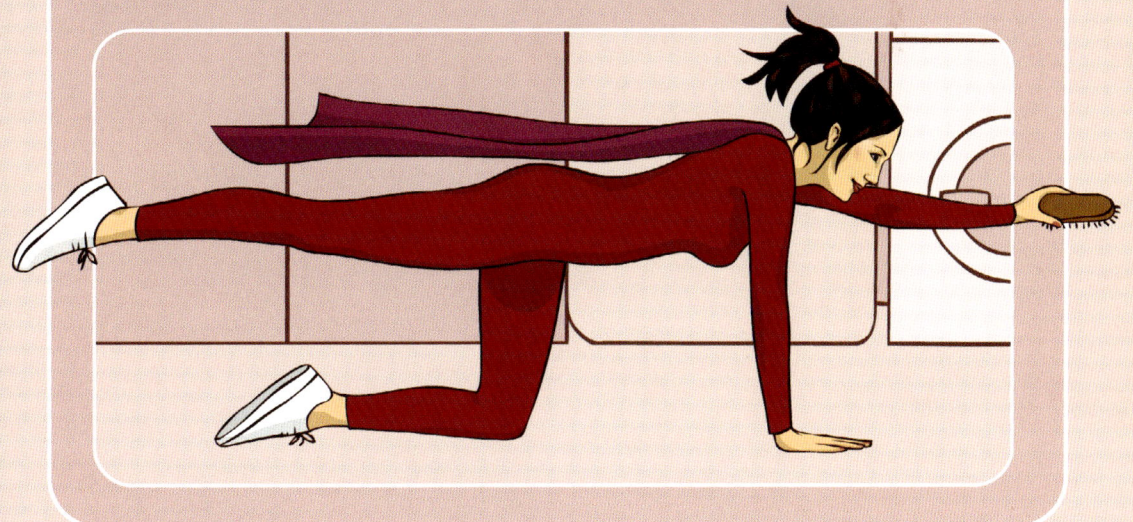

SCHEIBENWISCHER

Ran an den Schmutz, rauf auf die Bühne! Glänzende Fensterscheiben rücken Sie ins rechte Licht und verwandeln Ihren Körper in eine wahre Augenweide.

Machen Sie es wie bei »Karate Kid«: auftragen – polieren ... Lachsalven unterstützen den Krafteinsatz und nebenbei können Sie ganz unauffällig Ihre Nachbarn beobachten. Seien Sie jedoch gewarnt: Nachtsichtbrillen sind politisch nicht korrekt!

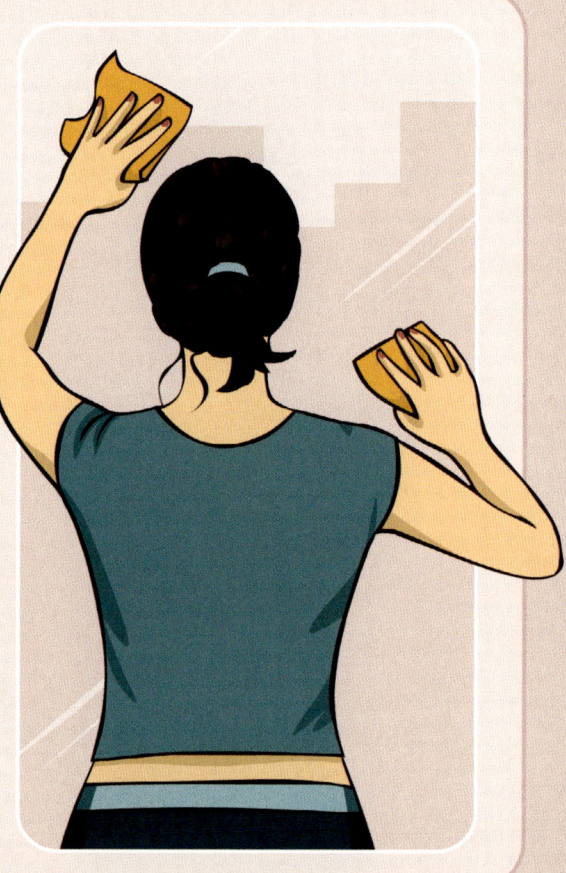

GUT GEWIRBELT

Verbrannte Kalorien: 90 kcal

Beanspruchte Muskeln: Schulterpartie

1 Stellen Sie sich vor, das Fenster wäre ein Großbildschirm und Sie sind der Stargast. Sonnen Sie sich im Applaus und legen Sie los.

2 Ziehen Sie alle Register. Beginnen Sie mit einem weit ausholenden Winken. Mit wechselnden Händen ziehen Sie kleine, kreisende Bewegungen. Kreisen Sie 20 Mal in eine Richtung, dann in die andere. Mit dem anderen Arm wiederholen.

3 Ziehen Sie mit beiden Armen gleichzeitig große Kreise über das Glas. Einen mittelgroßen Kreis mit rechts, dann einen kleinen, feinen Kreis mit links. Genießen Sie den frenetischen Applaus.

DIE ZUGABE

Verbrannte Kalorien: 90 kcal

Beanspruchte Muskeln: Arme und Schultern

1 Zeit für eine Zugabe! Kleiner Kampf mit dem Vorhang, dann betreten Sie ehrlich überrascht und voller Bescheidenheit wieder die Bühne – das nächste Fenster. Nun kommen beide Arme zum Einsatz: Greifen Sie zwei Putzlappen und schwingen Sie, falls Zuschauer vorhanden sind, verheißungsvoll die Hüften.

2 Beginnen Sie an der unteren Fensterkante. Strecken Sie beide Arme so hoch wie möglich. Putzen Sie das Glas mit einer anmutigen Aufwärtsbewegung.

3 Geben Sie sich weiterhin geheimnisvoll und lassen Sie sich zurück in die Ausgangsposition sinken. Wischen Sie weiter rauf und runter und rauf, spannen Sie dabei die Bauchmuskeln an.

4 Achten Sie darauf, dass Sie die Schultern jeweils heben und senken und spüren Sie dabei die Dehnung im gesamten Oberkörper. Versuchen Sie bei jedem Mal etwas höher zu kommen. Legen Sie einen spontanen Bauchtanz ein, um Ihrem Auftritt das perfekte Finish zu verleihen.

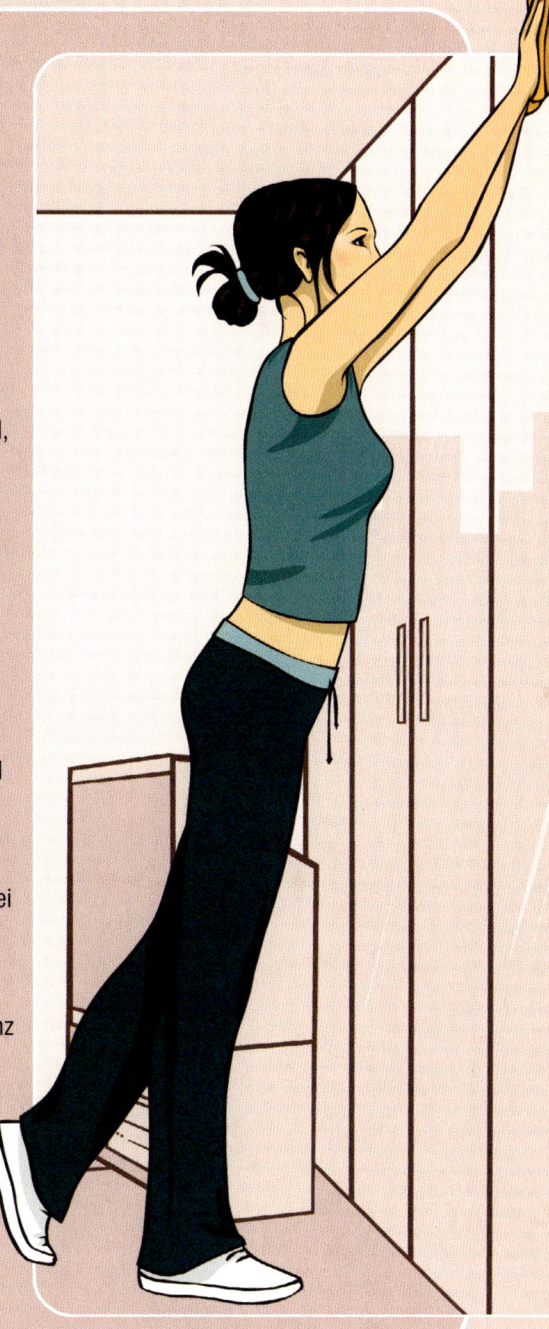

FITNESS-STUDIO
»SCHLAFZIMMER«

❶ Bett Ideal für Pause, Erholung und außerplanmäßiges Konditionstraining sowie Matratzendrehen (siehe Seite 98), Trizepsaufbau (siehe Seite 67) und Po-Styling (siehe Seite 66).

❷ Nacht- und Schminktisch Hier bekommt Ihr Aussehen seinen letzten Schliff! Ideales Versteck für Liebesbriefe und Ihr Ernährungstagebuch.

❸ Schrank Die Tür, hinter der Sie herumliegende Kleidung und unerotische Sportklamotten verschwinden lassen können.

❹ Ratgeber-Bücher Lesen Sie und erinnern Sie sich, wie Sie aussahen, bevor Sie mit dem Training angefangen haben.

❺ Spiegel Ideal zur Armstraffung beim Putzen (siehe Seite 62), zum Überprüfen Ihrer Trainingstechniken und zur Verbesserung der Rückenansicht.

❻ Laken Für Sit-ups (siehe Seiten 78–79).

❼ Tür Ideal für Body-Stretching (siehe Seite 87).

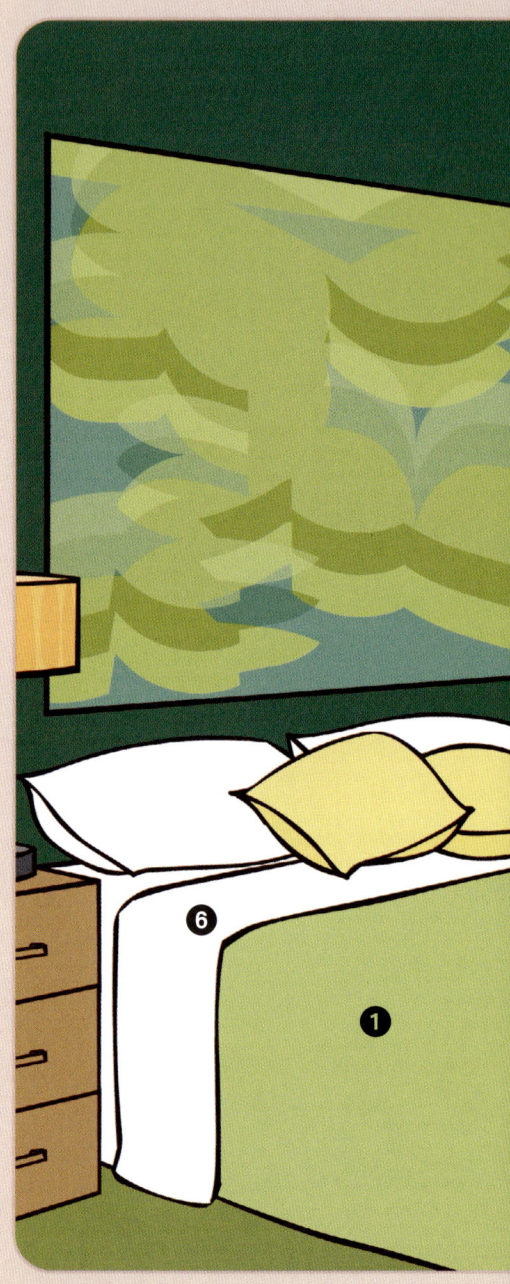

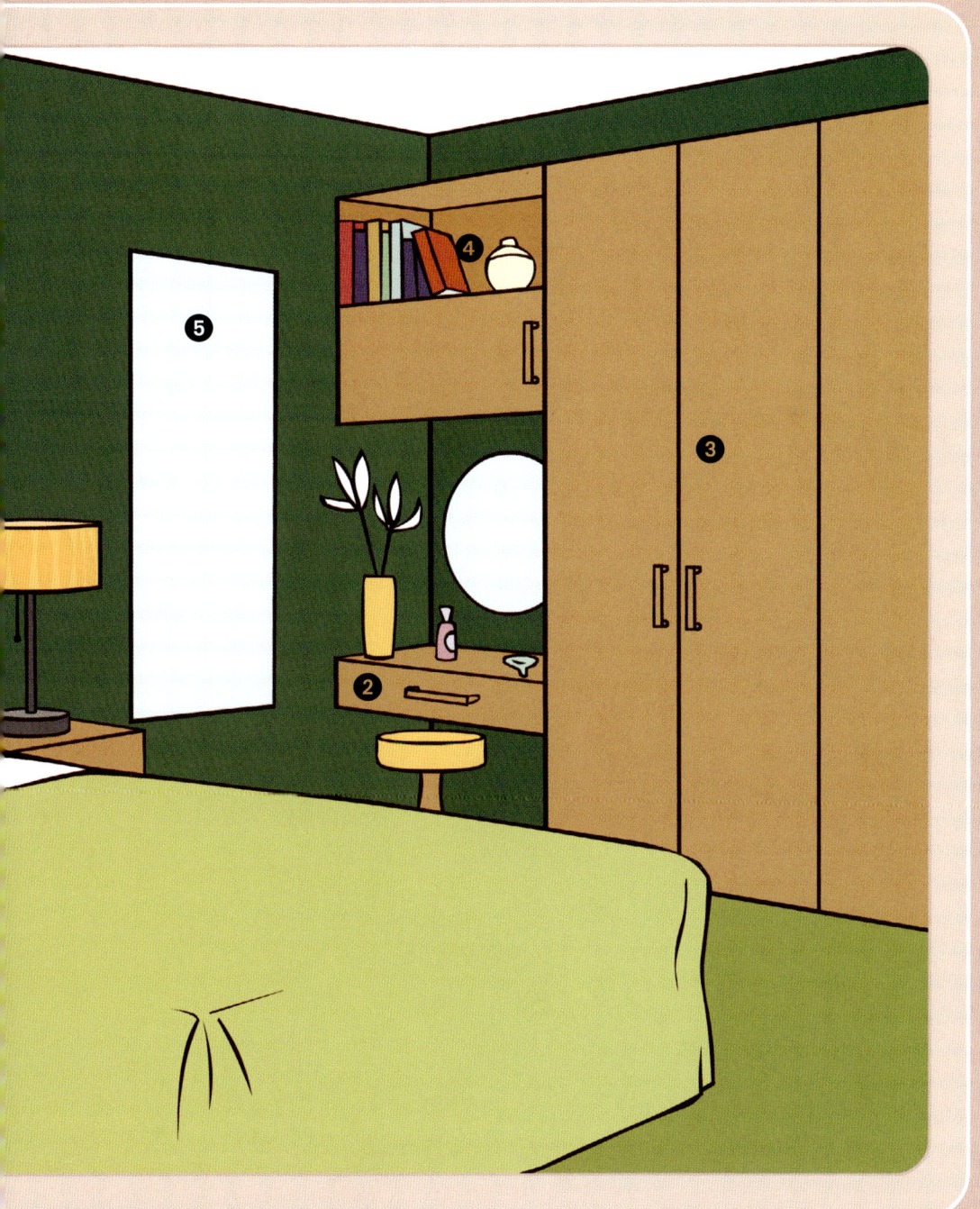

SCHLAFZIMMER-GESCHICHTEN

Die Fantasie kennt keine Grenzen. Tun Sie so, als ob Brad Pitt Sie gerade über die Schwelle einer Hotelsuite getragen hätte und kurz Champagner holen gegangen ist.

Schütteln Sie die Kissen auf und hüpfen Sie auf dem Bett herum! Allein die Aufregung sendet Fettverbrennungswellen durch Ihren Körper. Machen Sie sich bereit für den ultimativen Energie-Kick!

DIE BRÜCKE AM PO

Verbrannte Kalorien: 121 kcal **Beanspruchte Muskeln:** Po

1 Brad lässt sich Zeit, widmen Sie sich also den notwendigen Dingen.

Legen Sie sich aufs Bett, Beine etwa hüftweit auseinander und angewinkelt.

2 Heben Sie den Po an, sodass der Körper von den Knien zur Hüfte eine Linie bildet. Das Gewicht ruht auf den Schultern, die Bauchmuskeln sind entspannt. Trainieren Sie ca. 10 Sekunden lang das Becken.

3 Stellen Sie sich vor, Sie würden Urin zurückhalten. Spannen Sie rasch die Muskeln an, zählen Sie bis drei, dann locker lassen und einige Male wiederholen.

4 Po sinken lassen, dabei Wirbel für Wirbel abrollen. Nach kurzer Pause wiederholen.

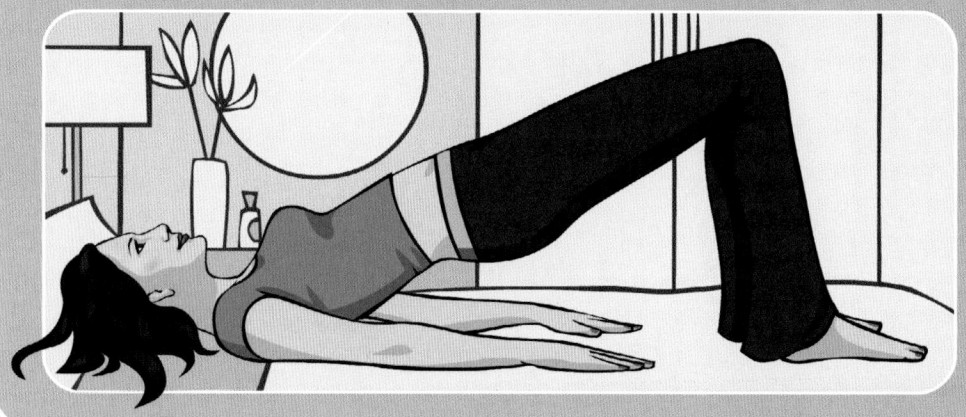

ARMDRÜCKEN

Verbrannte Kalorien: 121 kcal

(inklusive Bett machen)

Beanspruchte Muskeln:

Armrückseiten und Brust

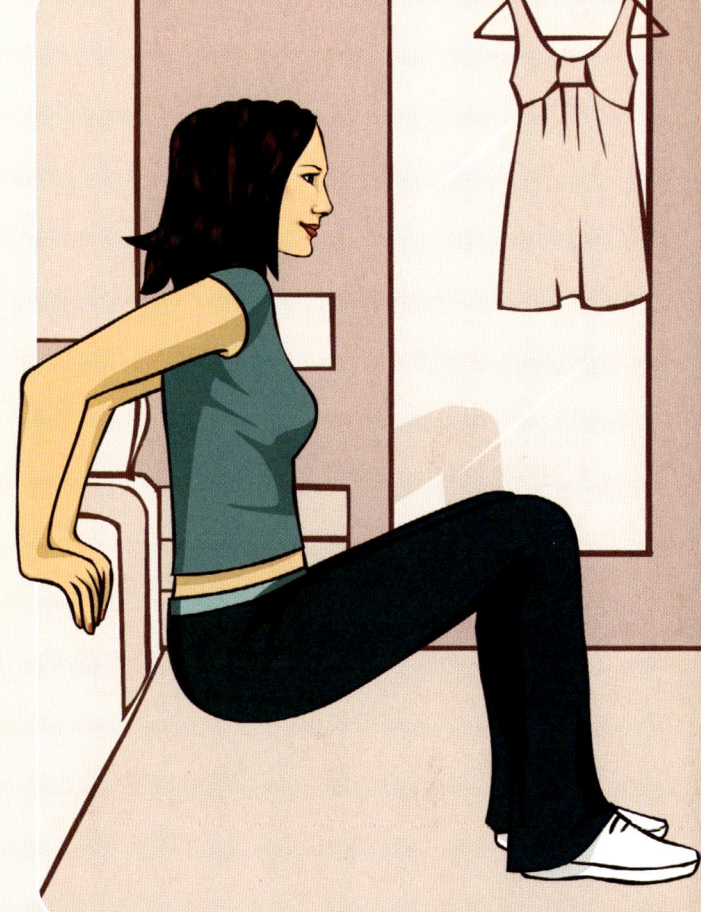

1 Hören Sie auf, die Minibar zu inspizieren und ingorieren Sie die Schokolade. Zeit ist kostbar, Brad könnte jeden Moment mit einer Flasche Schampus herein- kommen. Bevor die Leidenschaft beginnt, könnte Ihr Körper ein paar Last-Minute-Korrekturen vertragen. Ziehen Sie den BH aus (spart Zeit). Nicht zu übersehen: Busen und Schwerkraft sind nicht gerade die besten Freunde.

2 Setzen Sie sich auf die Bettkante, Beine etwa hüftweit auseinander, Knie im rechten Winkel gebeugl, die Füße fest auf dem Boden – ziehen Sie vorher bitte die federverzierten Pantöffelchen aus.

3 Legen Sie die Hände ganz brav an die Seite (wem wollen Sie etwas vormachen?), die Fingerspitzen zeigen nach vorne.

4 Ellbogen anwinkeln und am Bett heruntergleiten lassen, Po in Richtung Boden drücken. Dabei den Rücken dicht am Bett halten. Wieder aufrichten und so lange wiederholen, bis Sie Brad den Flur entlangstürmen hören oder bis Ihre Arme schmerzen.

MIT EINEM WISCH

Nach so viel Bewegung ist es Zeit für ein paar innige Minuten mit Ihrem Wischmop: Sorgen Sie für angenehmes Licht und legen Sie langsame Musik auf.

Wischen oder Fegen kann richtig Laune machen. Beugen und strecken Sie sich, tanzen Sie mit diesem tollen, festen und schlanken Gerät. Aber lassen Sie Ihrer Fantasie diesmal keinen freien Lauf! Reißen Sie sich zusammen und beginnen Sie mit dieser eher esoterischen Übung ...

SONNENAUF- UND UNTERGANG

Verbrannte Kalorien: 60 kcal

Beanspruchte Muskeln: Arme und Schultern

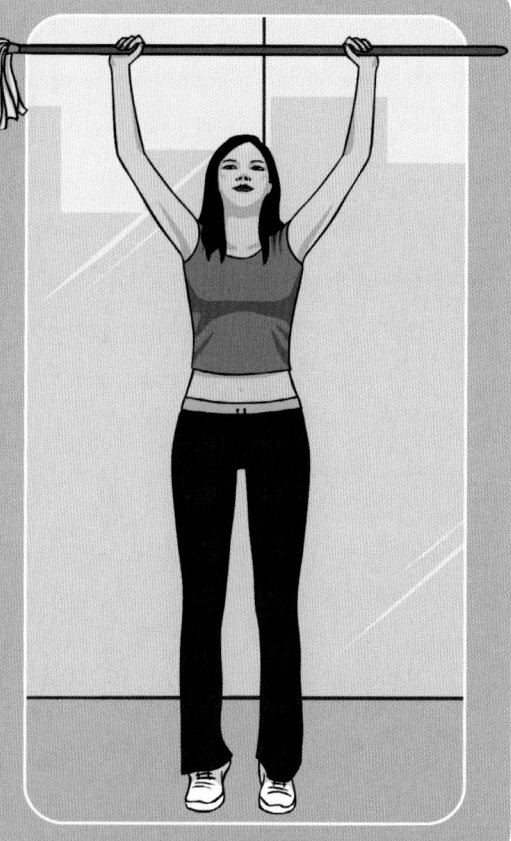

❶ Nie wieder werden Sie wie ein aufgedunsener Pavian aus dem Bett fallen. Dies ist das Geheimnis ewiger Energie. Stehen Sie ruhig, atmen Sie tief durch die Nase ein und durch den Mund aus. Schließen Sie die Augen.

❷ Halten Sie den Wischmop mit beiden Händen in Brusthöhe parallel zum Boden. Die Füße schulterweit auseinander, Po angespannt, Schultern entspannen.

❸ Wischmop über den Kopf heben und einatmen. Handflächen zeigen nach außen. Stellen Sie sich langsam auf die Zehenspitzen.

❹ Auf die Füße zurücksinken und ausatmen. Mop zurück in Startposition bringen. Fünf Mal wiederholen.

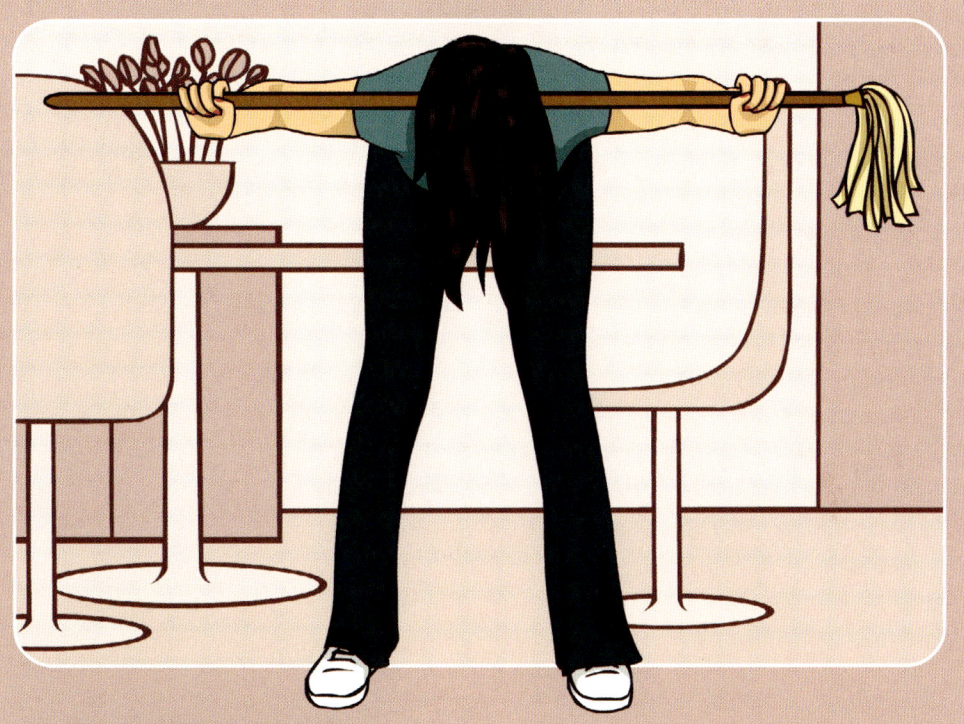

DRACHENSCHWANZ

Verbrannnte Kalorien: 60 kcal **Beanspruchte Muskeln:** Rücken

1 Zeit für Tai-Chi! Bringen Sie Ihre inneren Kräfte, Yin und Yang, in Balance. Greifen Sie zum Wischmop, und los geht's. Setzen Sie ein entspanntes Gesicht auf und atmen Sie mehrmals tief durch.

2 Blenden Sie allgemeine Geräusche aus (Waschmaschine, ein plärrendes Radio und die Stimmen in Ihrem Kopf), halten Sie den Wischmop hinter dem Kopf quer über die Schulterpartie und stellen Sie sicher, dass sich der Stiel parallel zum Boden befindet.

3 Beugen Sie sich langsam aus der Hüfte so weit nach vorne wie möglich, aber nicht weiter als bis zum rechten Winkel. Nun langsam in eine aufrechte Position zurückkehren.

4 Beugen Sie sich ausschließlich aus der Hüfte heraus nach rechts, dann nach links. Wiederholen Sie diese Übung fünf Mal. Fühlen Sie sich nicht bereits geistig klar und körperlich entgiftet?

IM AUFRÄUMFIEBER

Die meisten von uns verbringen ein Viertel ihres Lebens damit, aufzuräumen. Schon als Kinder (»Räum dein Zimmer auf!«) haben wir gelernt Ordnung zu halten. Egal wie.

Selbst wenn wir als Jugendliche in einem richtigen »Schlampennest« gehaust haben: Irgendwann packt uns alle das Bedürfnis, Ordnung zu schaffen. Umso besser, wenn daraus mehr wird als nur die Erkenntnis, alles so gut verstaut zu haben, dass kaum noch Hoffnung besteht, die Sachen je wiederzufinden. Auch nicht, wenn man sie dringend braucht.

HÜPFEN UND SPRINGEN

Verbrannte Kalorien: 200 kcal

Beanspruchte Muskeln: Beinmuskeln

1. Erinnern Sie sich an Ihre Sandkastenzeit! Machen Sie sich Zöpfchen und nehmen Sie eine »Lolita«-Pose ein.

2. Beginnen Sie mit einem normalen Hüpfer. Starten Sie mit dem stärkeren Bein (bei Rechtshändern meist das rechte Bein, bei Linkshändern das linke). Räumen Sie hüpfend einige Zimmer auf. Nach zehn Sprüngen Bein wechseln, dabei Knie und Fußgelenke locker halten.

3. Springen Sie nun mit mehr Elan. Trällern Sie dabei ein Lied und denken Sie an Kaiserin Sisi, wie sie über die heimatlichen Blumenwiesen hüpfte.

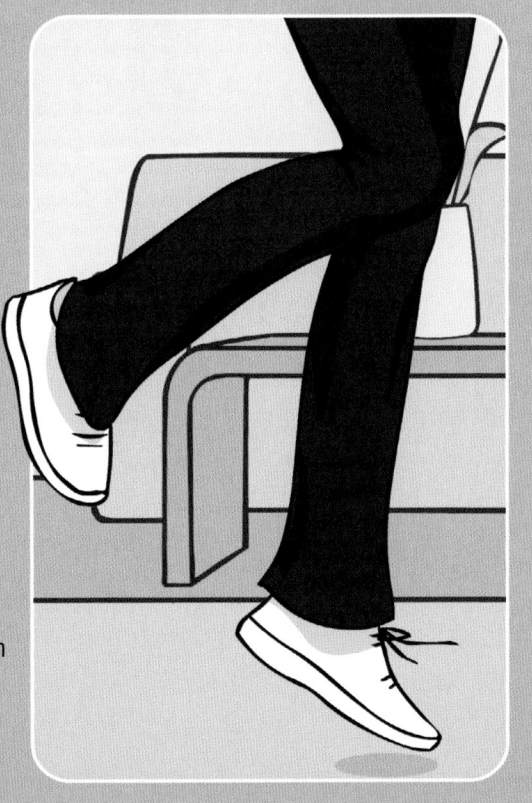

DIRTY DANCING

Verbrannte Kalorien: 121 kcal

Beanspruchte Muskeln: alle Körperpartien

Bauchtanz, Swing oder Polka?

Tanzen bringt den Pulsschlag auf Trab und verbrennt Kalorien. Wählen Sie die Musik passend zu Ihrer Stimmung. Etwas Ruhiges? Tanzen Sie Walzer! Etwas Freches? Wie wär's mit heißem Samba? Retro-Trend? Versuchen Sie einen Jitterbug! Drehen Sie alle Stereoanlagen und Radios in Ihrem Haushalt auf. Sie können auch verschiedene Musik-stile auflegen und so ungehindert von einem Zimmer zum nächsten tanzen.

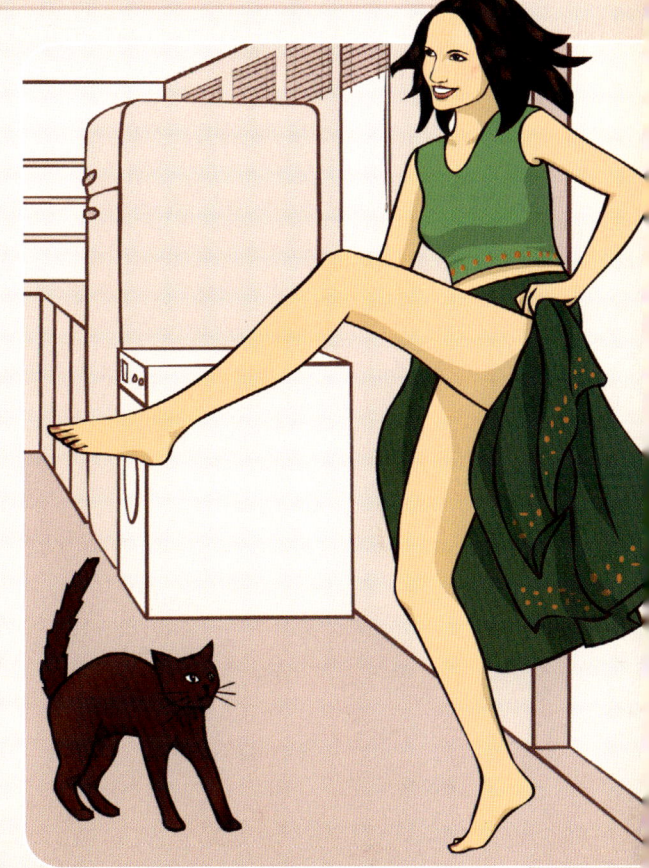

Küchen-»Can-Can«

Erschrecken Sie Ihre Katze in der Küche: Reißen Sie den Rock hoch und zeigen Sie Bein. Beine werfend geht es ins nächste Zimmer, wo Sie die Stehlampe als Tanzpartner engagieren. Das leicht verschwitzte Gefühl gehört zum Pflichtprogramm.

Größere Kaliber

Stolzieren Sie wie Mick Jagger durchs Zimmer und machen Sie auf »Honky Tonk Woman«, abgelöst von Tina Turners »Nutbush City Limits« (mit ganzem Körpereinsatz). Steppen Sie zur Mülltonne und entsorgen Sie den Müllbeutel. Das Leben ist nun mal ein einziges Musical.

Nicht vergessen …

Eigentlich wollten Sie ja aufräumen. Schieben Sie alte Zeitschriften einfach unter die Sofakissen.

AUF IN DEN RING!

Verbrannte Kalorien: 200 kcal **Beanspruchte Muskeln:** gesamter Oberkörper

Schweben wie ein Schmetterling – stechen wie eine Biene

Ducken und abtauchen, ausweichen und pendeln: Sie sind die unbestrittene Königin im Ring. Boxen Sie sich durchs Haus. Wer mit bloßen Fäusten kämpft (oder haben Sie schon mal etwas angefasst, während Sie Boxhandschuhe tragen?) verdient die Titelmusik von »Rocky« als zusätzlichen Kick.

Freestyle: Improvisieren Sie!

Kreieren Sie Ihre eigene Titelmelodie à la »Batman«. »Zong!« – setzen Sie mit geballter Faust zum schnellen Schlag nach vorne an und nutzen Sie den Moment, die Zeitungen der letzten Woche aufzuheben.

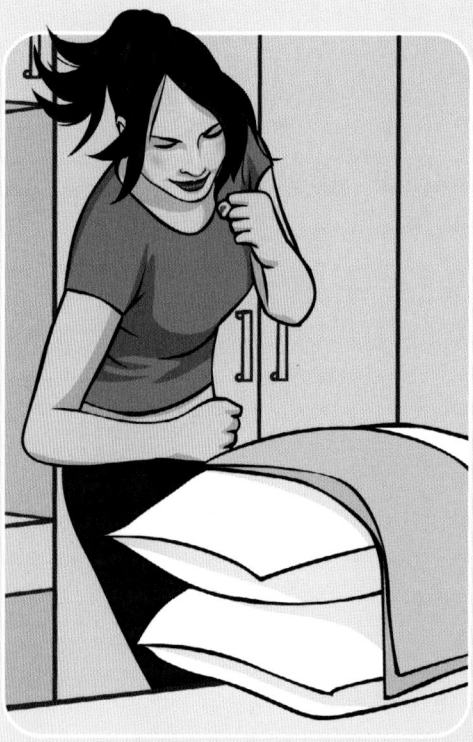

Haken schlagen

Teilen Sie einen gemeinen Linkshaken in Richtung eines Kissenstapels aus (ein Haken wird von der Seite aus im 90-Grad-Winkel parallel zum Boden ausgeführt. Dieser Schlag würde den gegnerischen Kopf seitlich treffen).

»WUMM!«

Während Sie mit einem »Uppercut« (ein kraftvoller Aufwärtshaken, bei dem die Knie gebeugt bleiben – schwingen Sie das gesamte Körpergewicht aufwärts, während Sie auf die Kinnpartie des Gegners zielen) den Stapel dreckiger Handtücher beseitigen, tänzeln Sie auf den Zehenspitzen. Schlagen Sie sich so lange durch, bis alles aufgeräumt ist.

RUNDUM FIT MIT AEROBIC

Verbrannte Kalorien: 121 kcal

Beanspruchte Muskeln: alle

Im Rausch der 80er

Streifen Sie ein Paar uncoole Beinwärmer oder Schoppersocken nebst Catsuit über. Die Musik: »Fame« oder »Footloose«, Hauptsache Disco. Falls Sie sich vor peinlichen Blicken schützen wollen, ziehen Sie die Vorhänge zu. Stereoanlage aufdrehen und mit dem Aufräumen anfangen. Heizen Sie Ihr Aufräumfieber alle paar Minuten mit diesen Übungen an:

Auf Trab gebracht

Ausgangsposition ist der hüftweite Stand, Arme an der Seite. Zum Sprung ansetzen, dabei rechtes Bein und linken Arm vorwärts schwingen. Anschließend Seitenwechsel.

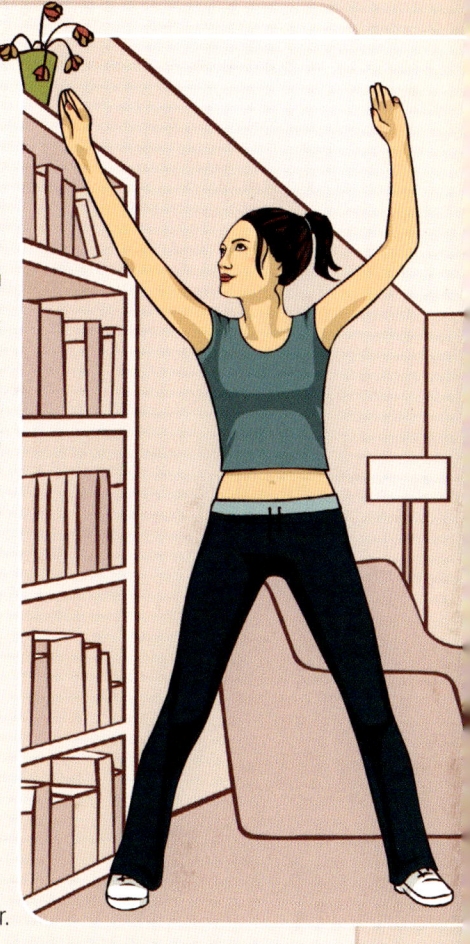

Promi-Jumping

Ausgangsposition ist der hüftweite Stand, Arme seitlich am Körper. Knie leicht beugen, nach vorne springen und im schulterbreiten Stand landen. Sanft aufsetzen, das schont Gelenke und Muskulatur. Arme weit über den Kopf strecken, damit Sie aussehen wie ein Star!

Knie-Lifting

Knie so hoch wie möglich heben, mit der gegenüberliegenden Hand berühren. Sofort Seitenwechsel, dabei Arme so hoch wie möglich heben. Steigern Sie den Schwierigkeitsgrad durch kleine Sprünge.

Virtuelles Seilhüpfen

Veranstalten Sie virtuelles Seilhüpfen. Knie und Knöchel locker halten und mit verschiedenen ausgefallenen Armbewegungen variieren, um Zuschauer zu beeindrucken.

DER SCHUMMEL-RATGEBER: KLEIDEN SIE SICH SCHLANK

In jedem Ihrer Kleidungsstücke sollten Sie sich einfach toll fühlen – das gilt auch für die Basics. Egal ob Sie lieber String-Tangas oder hüfthohe Schlüpfer bevorzugen, Sie sollten sich darin wie eine Göttin fühlen. Das Leben ist Ihre Bühne und Sie haben nur diese eine Chance, in einer lila Federstola, pinkfarbenen Gummistiefeln und sonst nicht viel herumzuflitzen. Nutzen Sie die Chance!

Machen Sie den Spiegel zu Ihrem Freund, nicht aus Eitelkeit, sondern zur Selbsterziehung. Investieren Sie in einen guten Spiegel – manche lassen uns dick aussehen, andere wie eine Bohnenstange. Probieren Sie alle vorhandenen Spiegel aus. Suchen Sie sich den aus, der ein realistisches Ganzkörperbild widerspiegelt. Jetzt ist es Zeit für eine Modenschau! Holen Sie Ihre gesamte Kleidung, legen Sie Musik auf und schon geht es los!

Ziehen Sie eine vertrauenswürdige Freundin zu Rate. Seien Sie rigoros: Alles, was Sie altbacken aussehen lässt, muss raus. Unterwäsche, die Ihnen kein sexy Gefühl vermittelt: weg damit! Abgetragene Schuhe kommen in die Altkleidersammlung.

Seien Sie ehrlich zu sich selbst: Das war vielleicht Mitte der 90er ein Trend-Shirt – aber heute? Wenn Sie mit dem Aussortieren fertig sind, dürfen Sie für das »neue Ich« shoppen gehen. Kaufen Sie aber nur Sachen, die Sie rank, schlank, sexy und schick aussehen lassen.

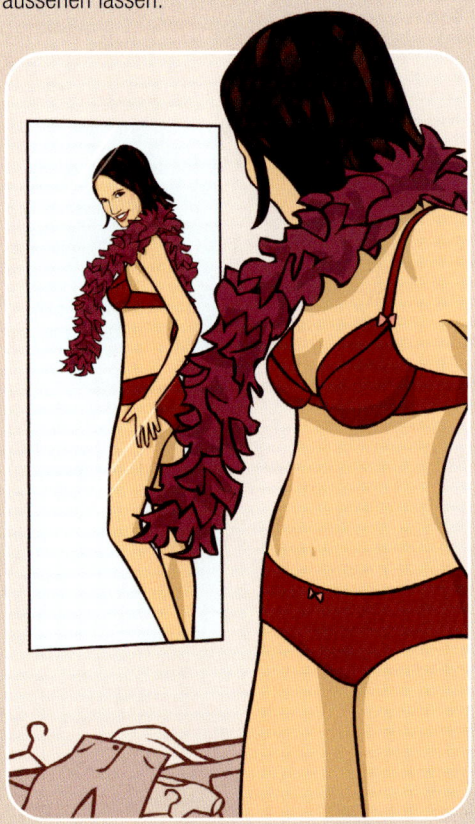

Tipps für schlank machende Kleidung

- Tragen Sie unifarbene, dunkle Töne – breite Hüften und bunte Kleidung sind unvereinbar.
- Prima sind kleine, überlappende Muster.
- Tragen Sie gut sitzende Kleidung – schlabberige Hängerchen erinnern an Yetis.
- Vermeiden Sie Querstreifen. Schmale Längsstreifen sind vorteilhafter.
- Kaufen Sie keine (biederen) Faltenröcke.
- Tragen Sie niemals Strumpfhosen mit Muster.
- Hohe Absätze lassen Beine toll aussehen.
- Vermeiden Sie glänzende Stoffe.
- Zeigen Sie Dekolleté, vermeiden Sie aber allzu tiefe Einblicke.
- Vermeiden Sie alles, was flauschig oder mit Spitzen und Rüschen besetzt ist.

Make-up – die optimale Wahl

»Kleider machen Leute«, aber Make-up ist das Sahnehäubchen. Auch hier gilt: Übung macht den Meister! Und nur weil Ihre Freundin mit lilafarbenem Lipgloss toll aussieht, heißt dies nicht, dass es auch Ihnen steht. Probieren Sie verschiedene Looks und Schminktechniken aus. Folgen Sie diesen Tipps:

- Tragen Sie tagsüber nicht zu viel Make-up auf.
- Gehen Sie zum Friseur – lassen Sie sich inspirieren, fragen Sie Bekannte und lassen Sie sich von einem guten Friseur beraten.
- Verwenden Sie niemals Selbstbräuner nur im Gesicht – das sieht aus wie Vanilleeis mit Schokosoße.
- Investieren Sie in einen Schminkkurs bei einem Visagisten.
- Nutzen Sie die kostenlose Make-up-Beratung in Kaufhäusern.
- Ihr Make-up sollte mit Ihnen reifen. Tragen Sie nicht mit 50 das gleiche Make-up wie mit 20.
- Vermeiden Sie tagsüber Kunstwimpern, es sei denn, Sie wollen wie ein Showgirl wirken.
- Eine Teintgrundierung muss natürlich wirken. Probieren Sie verschiedene Töne aus. Freunden Sie sich mit Ihrer Kosmetikverkäuferin vor Ort an, sie ist der Schlüssel zu kostenlosen Pröbchen aller Art.
- Auch Make-up hat ein Verfallsdatum: Sortieren Sie alte Produkte aus.
- Schimmernd blauer Lidschatten steht nicht jeder Frau! Wählen Sie dunkleren Lidschatten für das Lid, helleren für die äußeren Partien.
- Tragen Sie Rouge bei Tageslicht auf, sonst sehen Sie aus wie eine Schaufensterpuppe. Schön natürlich wirkt Rouge-Gel, das sich einfach mit den Fingern auftragen lässt.
- Kombinieren Sie nie dunklen Konturenstift mit hellem Lippenstift. Oder möchten Sie etwa wie ein billiges Möchtegern-Model aussehen?

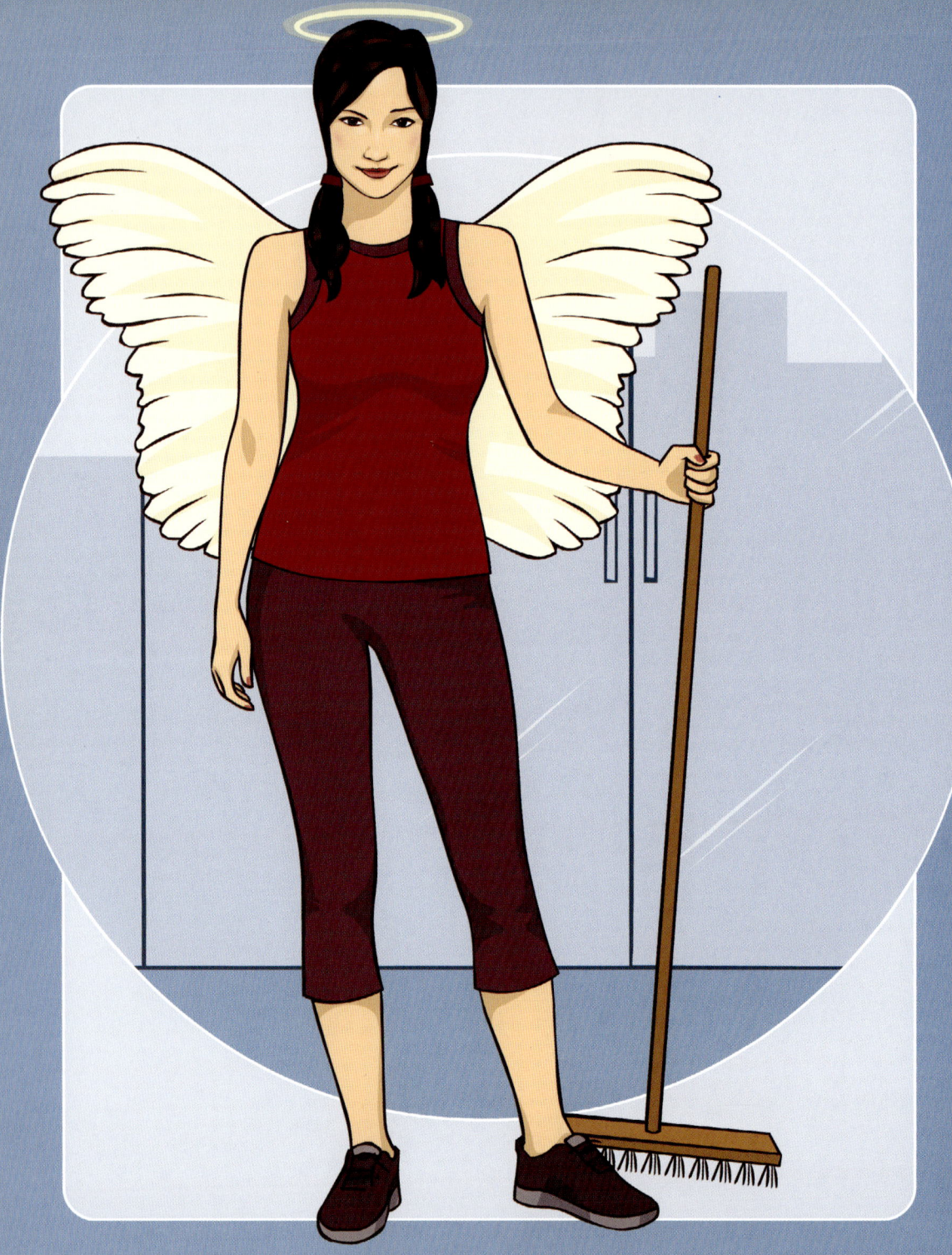

DAS WÖCHENTLICHE PUTZ-WORKOUT

Sie können es drehen und wenden wie Sie wollen: Es führt kein Weg daran vorbei, einmal in der Woche die Wohnung gründlich zu putzen. Tun Sie das nicht, werden Sie alsbald an die Zeiten erinnert, als Sie noch ein sündhaftes Lotterleben führten. Aber Ihre Mühe wird belohnt: Neben einer blitz-blanken Wohnung können Sie sich über ein gelungenes Workout freuen. Umgeben vom Heiligenschein einer Sauberfrau genießen Sie nun den Rest des Wochenendes in ungetrübter Freude.

LAKEN WECHSLE DICH

Wer in aller Welt liebt nicht saubere Bettwäsche? Nichts ist schöner, als sich in frisch gewaschener Bettwäsche zu räkeln und den wunderbaren Duft zu genießen.

Auch Sie wollen in diesen Genuss kommen? Das erfordert eine perfekte Organisation. Saubere Bettwäsche im Schrank allein genügt nicht, Sie müssen sich darüber hinaus auch noch aufraffen, Ihr Bett frisch zu beziehen. Aber der Aufwand lohnt sich:

Sie werden mit Bettbezügen und Laken Ihre Taille in Form bringen und dann noch eine ausgelassene Kissenschlacht veranstalten. (**Aufgepasst:** Falls die Federn fliegen, sind Sie kräftiger als vermutet.)

SIT-UPS MIT LAKENWECHSEL

Verbrannte Kalorien: 20 kcal / 5 Minuten **Beanspruchte Muskeln:** Bauchmuskeln

1 Ziehen Sie mit Elan die schmutzigen Laken ab und schütteln Sie die Krümel des letzten Mitternachtsimbisses aus.

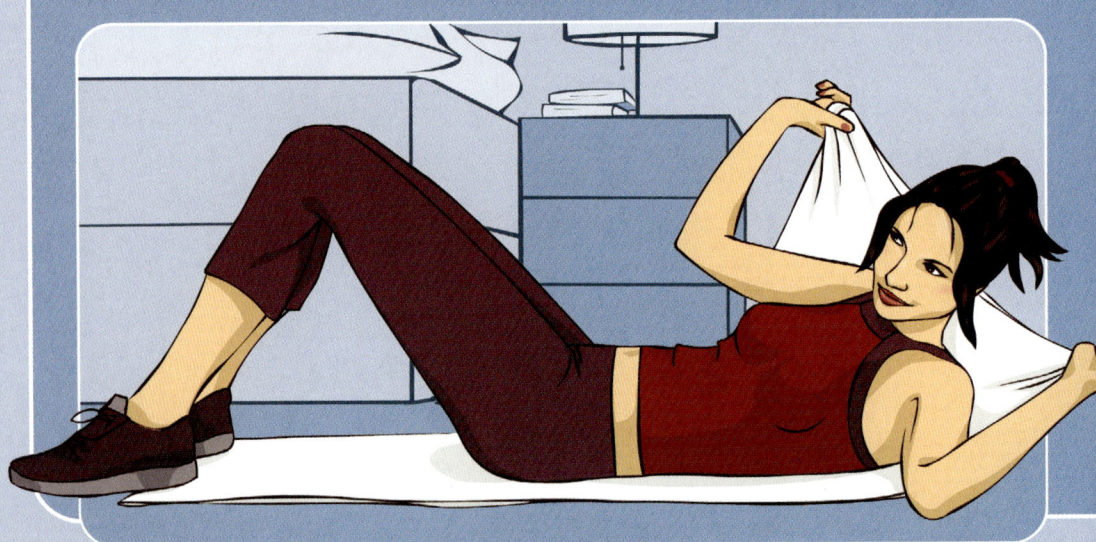

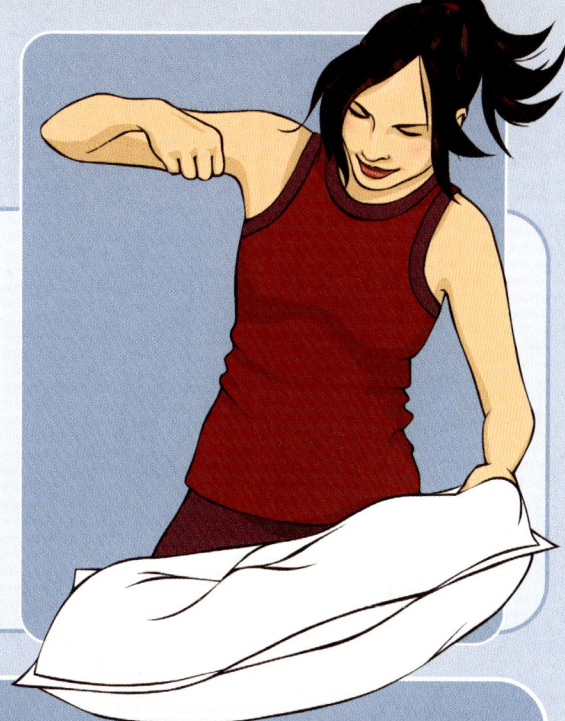

KISSENSCHLACHT

Verbrannte Kalorien: 163 kcal

Beanspruchte Muskeln: Schultern, Bizeps und Trizeps

① Ziehen Sie die Kissen zum Bettrand.

② Ballen Sie Ihre Hände zu Fäusten.

③ Stellen Sie sich vor, jemand hätte Ihren Lieblingslippenstift kaputtgemacht.

2 Krümel aufsammeln. Laken zur Hälfte falten, dann wieder halbieren, sodass es etwa die Größe eines großen Badehandtuchs hat.

3 Breiten Sie das Laken auf dem Boden aus und legen Sie sich der Länge nach darauf, den Kopf etwas über den Rand hinaus. Strecken Sie beide Hände nach hinten und greifen Sie je eine Ecke.

4 Sind Sie so weit? Knie beugen und den gesamten Taillenbereich anspannen, als ob der gut aussehende Nachbar gerade aufgetaucht wäre.

5 Los gehts: ausatmen und Kopf heben, dann Schultern und Schulterblätter. Bewegen Sie sich so hoch wie möglich, halten Sie die Position eine Sekunde (hört sich verdammt lang an!), dann rechte Schulter in Richtung linkes Knie führen, wieder zur Mitte zurückkehren, die linke Schulter zum rechten Knie führen. Falls notwendig, schreien Sie laut »Aua!«.

6 Kommen Sie zurück in die Halteposition und lassen Sie sich ganz langsam auf den Boden sinken. Versuchen Sie zu atmen. Und dann machen Sie sich bereit, dann werden Sie …

7 Alles nochmal machen. Mindestens sechs Mal. Diese kleinen Gemeinheiten sind nicht sadistisch, sondern lassen garantiert Ihre Fettpölsterchen schmelzen und bringen Ihre Taille in Top-Form. Wer braucht schon ein Korsett, wenn man schmutzige Bettwäsche hat?

DAS DRECKIGE DUTZEND

Ecken und Scheuerleisten haben jetzt eine Extra-Portion Aufmerksamkeit verdient.

Es gehört zu den großen Geheimnissen des Lebens, dass man Staub erst dann bemerkt, wenn a) Besuch kommt, der selbst immer eine blitzblanke Wohnung hat oder b) man auf dem Teppich herumrutscht und sich den Po aufscheuert. Treten a) und b) zeitgleich ein, wird es richtig peinlich, unter Umständen für beide Seiten. Probieren Sie diese Übungen und beginnen Sie ganz unten, wo es am schmutzigsten ist.

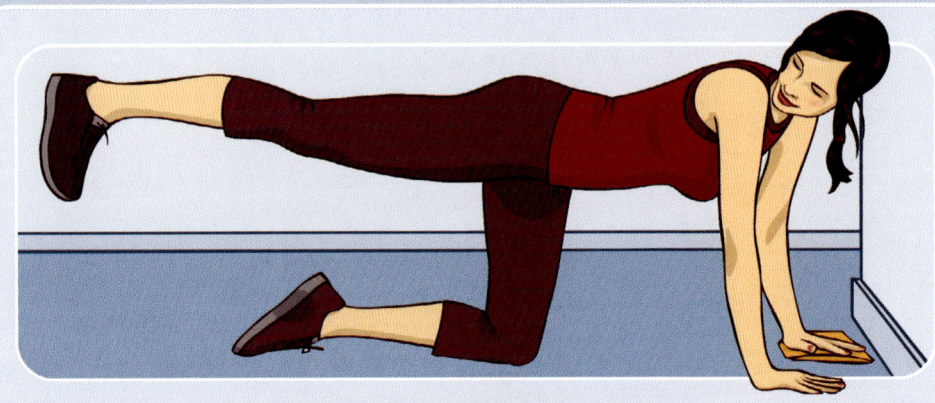

DER RICHTIGE KICK FÜRS SITZFLEISCH

Verbrannte Kalorien: 168 kcal **Beanspruchte Muskeln:** Rückseite der Knie und Po

1. Gehen Sie in den Vierfüßlerstand und betrachten Sie das Ausmaß der Schäden. Wischen Sie die überraschend dicke Staubschicht weg und fangen Sie unzählige Wollmäuse.

2. Bein-Kicks sind gemeine Bewegungen, die den Gegner überraschen sollen. Kicken Sie ein Bein ruckartig nach hinten, dabei Bein strecken, Fuß gebeugt halten.

3. Für eine stärkere Belastung das Bein einige Sekungen gerade halten, Po anspannen. Pobacken mehrmals zusammendrücken und wieder locker lassen, dann das Bein senken. Mit demselben Bein (alles) 20 Mal wiederholen, anschließend wechseln Sie die Seite.

HÜFTSCHWÜNGE

Verbrannte Kalorien: 168 kcal **Beanspruchte Muskeln:** Rumpf- und Bauch

1 Auf zur nächsten Problemzone – mit verführerischem Hüftschwung. Aber Vorsicht: erst gucken, wer hinter Ihnen steht! Nicht, dass da jemand was falsch versteht ...

2 Verinnerlichen Sie den Gedanken, dass Sie Gottes Geschenk an die Männer sind. Diesem Hüftschwung kann einfach niemand widerstehen.

3 Putzen Sie weiter auf allen Vieren. Ziehen Sie den Bauchnabel Richtung Wirbelsäule ein und träumen Sie von einem perfekten, flachen Bauch. Nicht vergessen: Rücken gerade halten!

4 Lassen Sie Ihren Po versuchsweise seitwärts schwingen. Ziehen Sie nun die rechte Hüfte so hoch wie möglich Richtung Rippenbogen, bis es in der Taille kneift.

5 Position für den Bruchteil einer Sekunde halten, dann Richtungswechsel. Wackeln Sie weiter mit dem Po, während Sie die Hüften nach oben schwingen lassen. Machen Sie mindestens eine Minute Hüftschwünge, bevor Sie wieder zur Normalität zurückkehren.

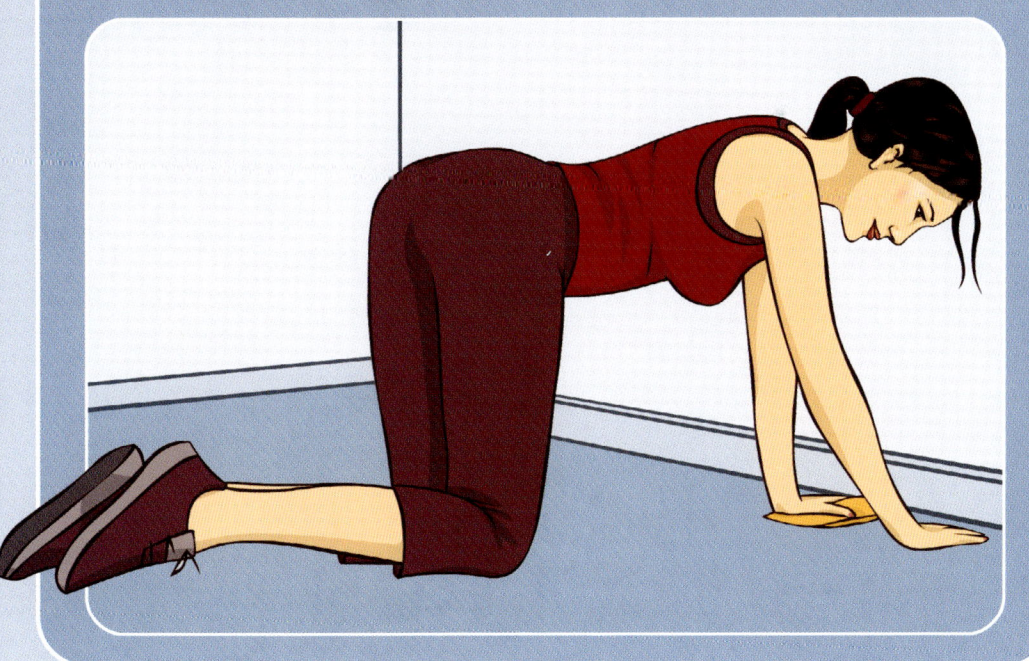

HOCH HINAUS FÜR STAUBFÄNGER

Spinnweben im Haar? Vermeiden Sie den Halloween-Look! Dies ist die ideale Gelegenheit, mal wieder eine Ihre exzentrischen Kopfbedeckungen zu tragen. Ein Kopftuch schützt die Frisur vor Staubflöckchen, aber auch Kappen und

Hüte eignen sich. Gut drauf? Wie wäre es mit einem Sombrero? Sie meinen es ernst? Setzen Sie eine Melone oder einen Zylinder auf. Ein toller Staubfänger für höhere Regionen ist ein Staubwedel mit Federn.

SPITZENMÄSSIG

Verbrannte Kalorien: 108 kcal

Beanspruchte Muskeln: Waden

1. Gut geformte Fesseln sind sexy – ein Ziel, das Sie mit dem Zehenspitzen-Training im Nu erreichen.

2. Putzen Sie ein Regal. Stellen Sie sich auf die Zehenspitzen: Wadenmuskeln anspannen, strecken Sie sich!

3. Bewegen Sie sich jeweils etwa 20 Sekunden auf Zehenspitzen, dann absenken. Putzen Sie das gesamte Zimmer auf den Zehenspitzen.

4. Waden dehnen. Einen Schritt zurücktreten, Fersen runterdrücken, vorderes Knie beugen. Jeweils 10 Sekunden halten.

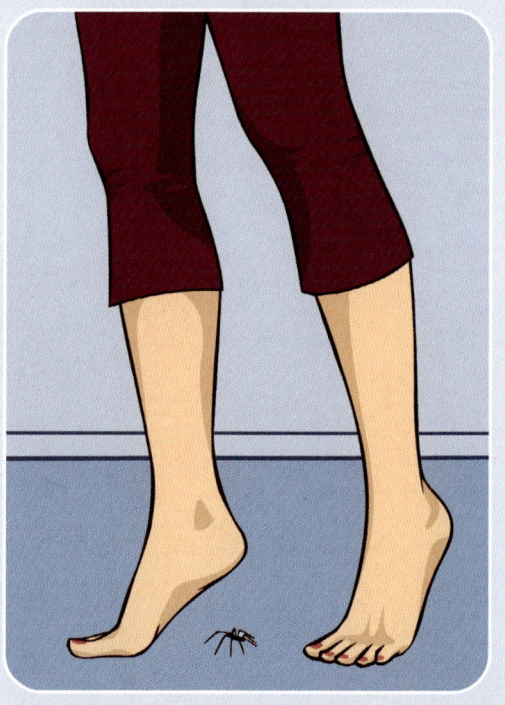

DER BAUM

Verbrannte Kalorien: 15 kcal

Beanspruchte Muskeln: Beine. Fördert das Gleichgewicht.

1 Putzen Sie auf einem Fuß stehend das Regal. Das Gleichgewicht zu trainieren ist eine gute Sache!

2 Tun Sie so, als ob Sie ein Baum wären. Bäume sind – egal welchen Umfang Sie haben – standfest und stabil. Das Gleiche gilt bei dieser Yoga-Übung. Die Wurzel (Ihr Standbein) ermöglicht die Standfestigkeit des Baumes und erlaubt den Zweigen (Ihren Armen), sich gen Himmel (dem Regal) zu strecken. Der Trick: Der gesamte Fuß ist »geerdet« und hilft, das Gleichgewicht zu halten.

3 Heben Sie den linken Fuß und drücken Sie ihn möglichst weit oben an die Innenseite des Standbeines. Drücken Sie das Knie so weit nach außen, wie es für Sie angenehm ist.

4 Strecken Sie sich über die Wirbelsäule und entspannen Sie Schultern und Halsmuskeln.

5 Versuchen Sie nicht zu schwanken, bleiben Sie ruhig und ausgeglichen.

6 Strecken Sie die Arme und fangen Sie an zu putzen. Bleiben Sie so lange auf einem Bein wie möglich, erst dann Standbein wechseln.

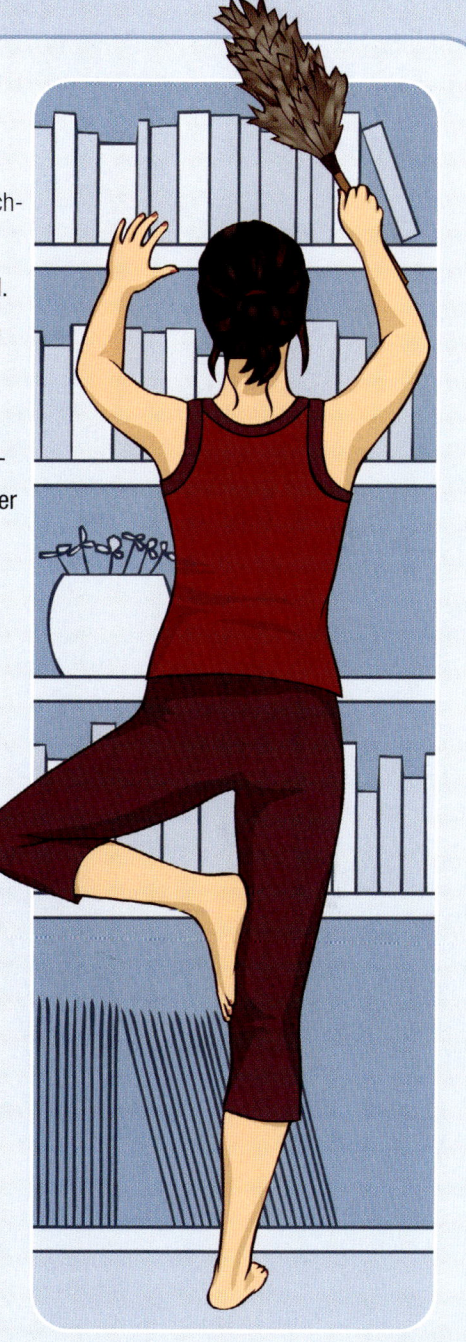

BADEZIMMERBALLETT

Jetzt können Sie alles so richtig überschäumen lassen – gleichzeitig wird das Bad blitzblank. Bei derartigen Wasserspielen sind auch Familienmitglieder und Freunde ganz in ihrem Element.

Natürlich sind Sie das Sinnbild einer Grazie, was auch immer Sie gerade in Angriff nehmen. Ihre ausgetretenen Ballettschuhe werden wie eine regelmäßig abgestaubte Trophäe in Szene gesetzt. Kurz: Sie waren – und sind es vermutlich immer noch – eine Primaballerina. Etwas eingerostet zwar, aber deshalb fangen wir auch mit einigen einfachen Dingen an.

BADEZIMMER-ARABESQUE

Verbrannte Kalorien: 20 kcal / 5 Minuten

Beanspruchte Muskeln: Beine und Po

1 Halten Sie sich am Waschbecken fest. Fersen dicht beieinander, Beine nach außen drehen, Füße auf 10.00- und 2.00-Uhr-Stellung.

2 Knie anspannen, Innenseiten der Schenkel kräftig zusammenpressen.

3 Linken Fuß strecken, mit der Kraft der Oberschenkelinnenseiten das Bein auf Kniehöhe heben.

4 Mit spitzem Fuß das linke, nach außen gedrehte Bein nach hinten strecken.

5 Nach vorne beugen, elegante Haltung bewahren.

6 Kommen Sie in die Ausgangsposition zurück und bewundern Sie sich erneut im Spiegel. Falls es nicht gelingt, gleichzeitig das Waschbecken zu putzen: 3 Sätze mit 8 Wiederholungen je Bein.

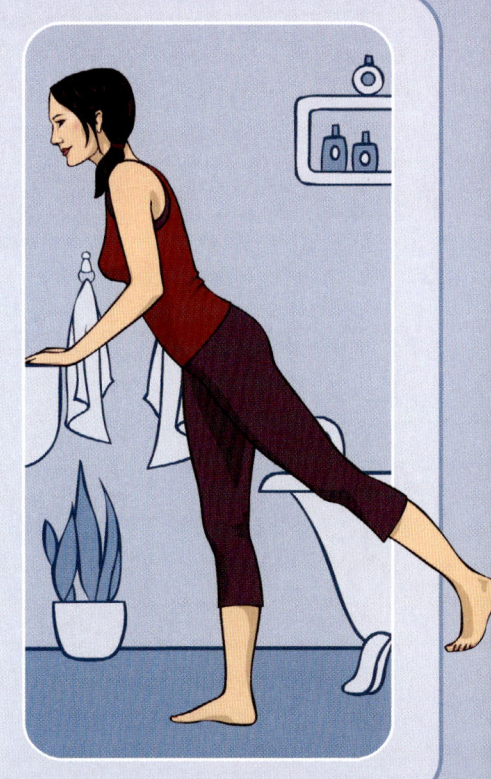

DIE VOLL-STRECKUNG

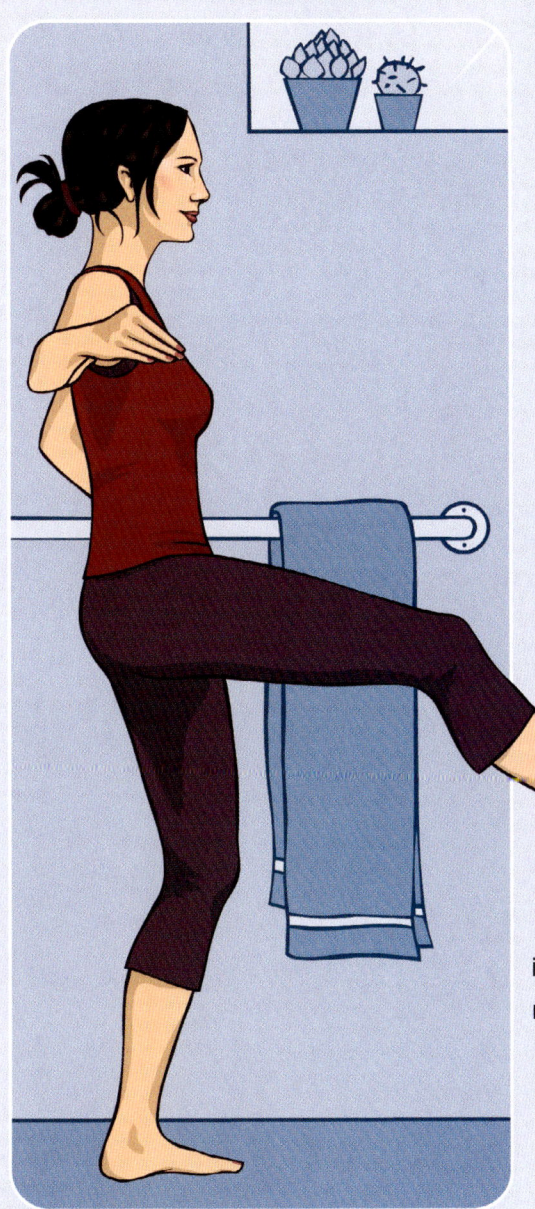

Verbrannte Kalorien: 20 kcal / 5 Minuten

Beanspruchte Muskeln: Beine

1 Legen Sie beim Schrubben eine Pause ein und polieren Sie stattdessen Ihre Ballettkünste etwas auf.

2 Stellen Sie sich seitlich an die Handtuchstange (hiermit überprü-fen wir sogleich Ihre handwerk-lichen Fähigkeiten), stützen Sie sich aber nur leicht darauf.

3 Fersen zusammen, Beine aus der Hüfte heraus nach außen drehen.

4 Knie anspannen, Innenseite der Schenkel zusammenpressen.

5 Bauchmuskeln anspannen (Ballerinas haben keine Fett-pölsterchen), gerade stehen.

6 Linkes Bein mit Schwung im 90-Grad-Winkel nach vorn strecken. Füße immer gestreckt halten (»Grand Batte-ment«), dann zurück in die Startposition.

7 Pro Bein jeweils 3 Sätze mit 8 Wie-derholungen. Wenn die Stange gehalten hat, beglückwünschen Sie sich selbst.

GROSSE KNIEBEUGE

Verbrannte Kalorien: 20 kcal / 5 Minuten **Beanspruchte Muskeln:** Vorderpartien der Oberschenkel und Waden

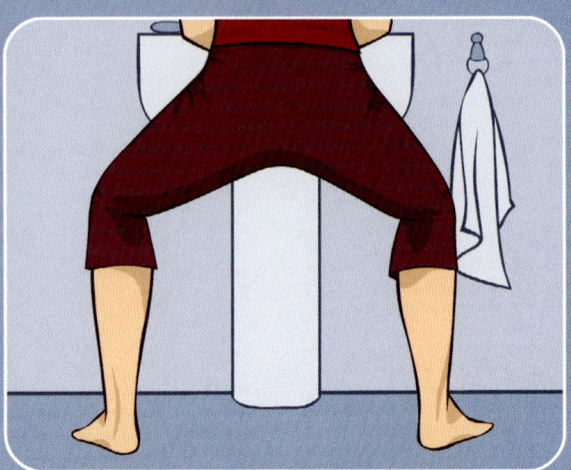

1. Die Show ist noch nicht vorbei: Stellen Sie sich seitlich oder Halt suchend frontal ans Waschbecken. Leicht festhalten. Füße schulterbreit auseinander, Zehen zeigen auf 10.00 und 2.00 Uhr. Stehen Sie so gerade wie möglich (wie beim Balancieren eines Buches auf dem Kopf).

2. Verlagern Sie das Gewicht auf die Ferse, um das Gleichgewicht zu halten. Notfalls mit Klammergriff am Waschbecken festhalten – oder die Füße näher aneinanderrücken. Bauch einziehen, sodass der gesamte Bauchbereich flacher wird.

3. Langsam in die Knie gehen (»Große Plié«) die Innenseiten der Schenkel dehnen sich spürbar. Die Knie bilden eine Linie mit den Zehen. So vermeiden Sie, dass die Knie auf unattraktive Weise aneinanderschlagen. Vorsicht: Wackeln Sie nicht hin und her und umklammern Sie das Waschbecken nicht zu fest.

4. Gewicht auf die Fersen verlagern und Beine strecken, und zwar so langsam und graziös wie möglich.

5. Stellen Sie sich mit gestreckten Beinen auf die Fußballen (Fersen vom Boden anheben). Ruhig stehen, Schwanken vermeiden (»Relevé«).

6. Langsam in die Startposition zurückkehren. 9 Wiederholungen gewissenhaft ausführen. Versuchen Sie insgesamt 3 Sätze mit je 10 Wiederholungen zu machen.

7. Dehnen Sie nun den Quadrizeps (Vorderseite der Oberschenkel). Mit der rechten Hand rechten Fuß greifen und so nah wie möglich an den Po ziehen. Wenn Sie die Knöchel nicht zu fassen bekommen, schlingen Sie ein Handtuch um den Fuß. Knie geschlossen halten und die vordere Schenkelpartie dehnen. 15 Sekunden halten, dann Seitenwechsel.

RAHMENPROGRAMM

Verbrannte Kalorien: 38 kcal / 5 Minuten

Beanspruchte Muskeln: Rücken und Bizeps

1 Nichts ist nerviger, als in der Wanne zu relaxen und zu entdecken, dass sich Dutzende von Staubflocken auf dem Türrahmen versteckt haben.

2 Vermeiden Sie zukünftige Störungen während Ihrer Verwöhnorgie und planen Sie regelmäßig ein »Rahmenprogramm« ein. Das macht Schluss mit Staub und Dreck und bringt Ihren Rücken und Bizeps in Top-Form.

3 Entfernen Sie den Schmutz mit einem feuchten Staubtuch. Staubwedel wirbeln die Flöckchen nur auf.

4 Stellen Sie sich bei offener Tür mittig in den Türrahmen, Füße zusammen. Die Hände liegen in Brusthöhe am Rahmen, die Handflächen zeigen nach außen, die Ellbogen nach oben.

5 Strecken Sie nun beim Zurücklehnen die Arme. Nicht loslassen! Die Bauchmuskeln sind angespannt, der Rücken gerade. Überprüfen Sie, ob Sie alle Staubflocken erwischt haben.

6 Ziehen Sie sich langsam wieder in eine aufrechte Position (tun Sie so, als ob Sie den Türrahmen küssen möchten), dann lehnen Sie sich wieder zurück.

7 Wiederholen Sie das »Rahmenprogramm« zehn Mal, gerne auch in anderen Zimmern.

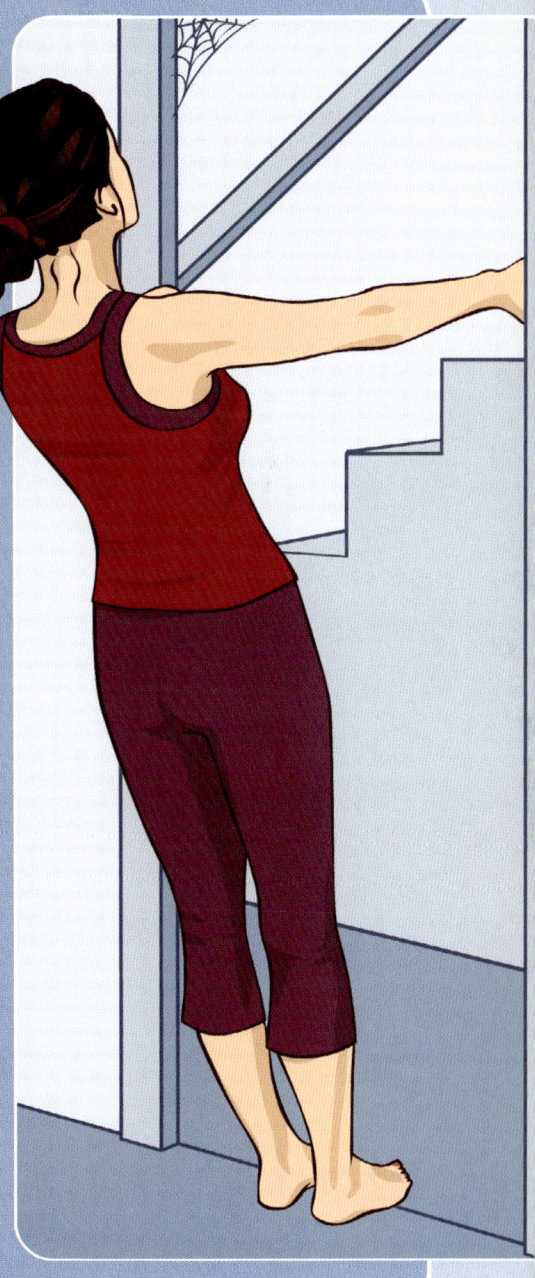

WORKOUT IN DEN EIGENEN VIER WÄNDEN

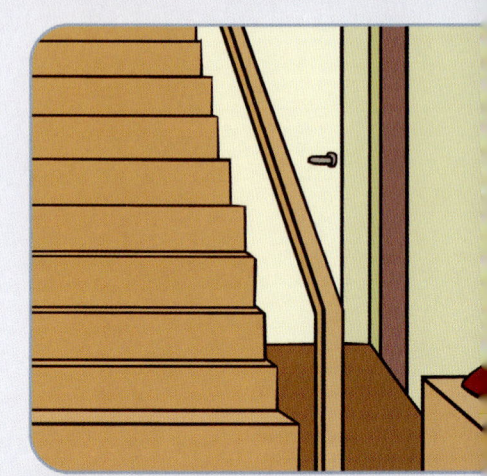

1 **Treppe** Ihr kostenloses Step-Programm – bringt Po und Oberschenkel in Form und verbrennt Kalorien.

2 **Dachboden** Suchen Sie in alten Kisten nach aussortierter Sportkleidung mit Retro-Touch.

3 **Badezimmer** Nach dem Badezimmerballett verwandelt sich das Bad in ein Wellness-Spa zum Relaxen (siehe Seiten 84–87).

4 **Gästezimmer** Eröffnen Sie dort Ihr eigenes Fitnessstudio (siehe Seite 73).

5 **Esszimmer** Esstisch und Stühle – ideal für Liegestütze (siehe Seite 47) und Armdrücken (siehe Seite 67).

6 **Küche** (siehe Seiten 20–21).
Ofen Handschuhe an, Putzlappen raus!
Kühlschrank Sprinttraining (beim Weglaufen).
Schränke Putzen, nicht plündern!

7 **Wohnzimmer** (siehe Seiten 54–55) Fiesta! Auch zum Heben braucht man die richtige Technik (siehe Seite 102).

8 **Schlafzimmer** Platz für Training, Erholung und Spaß (siehe Seiten 64–65).

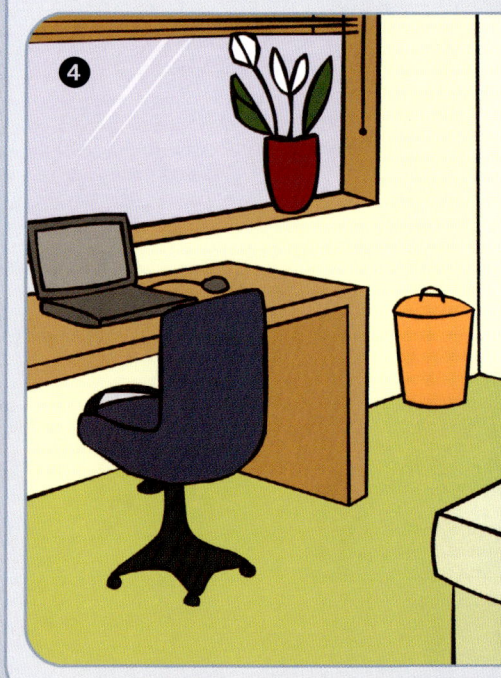

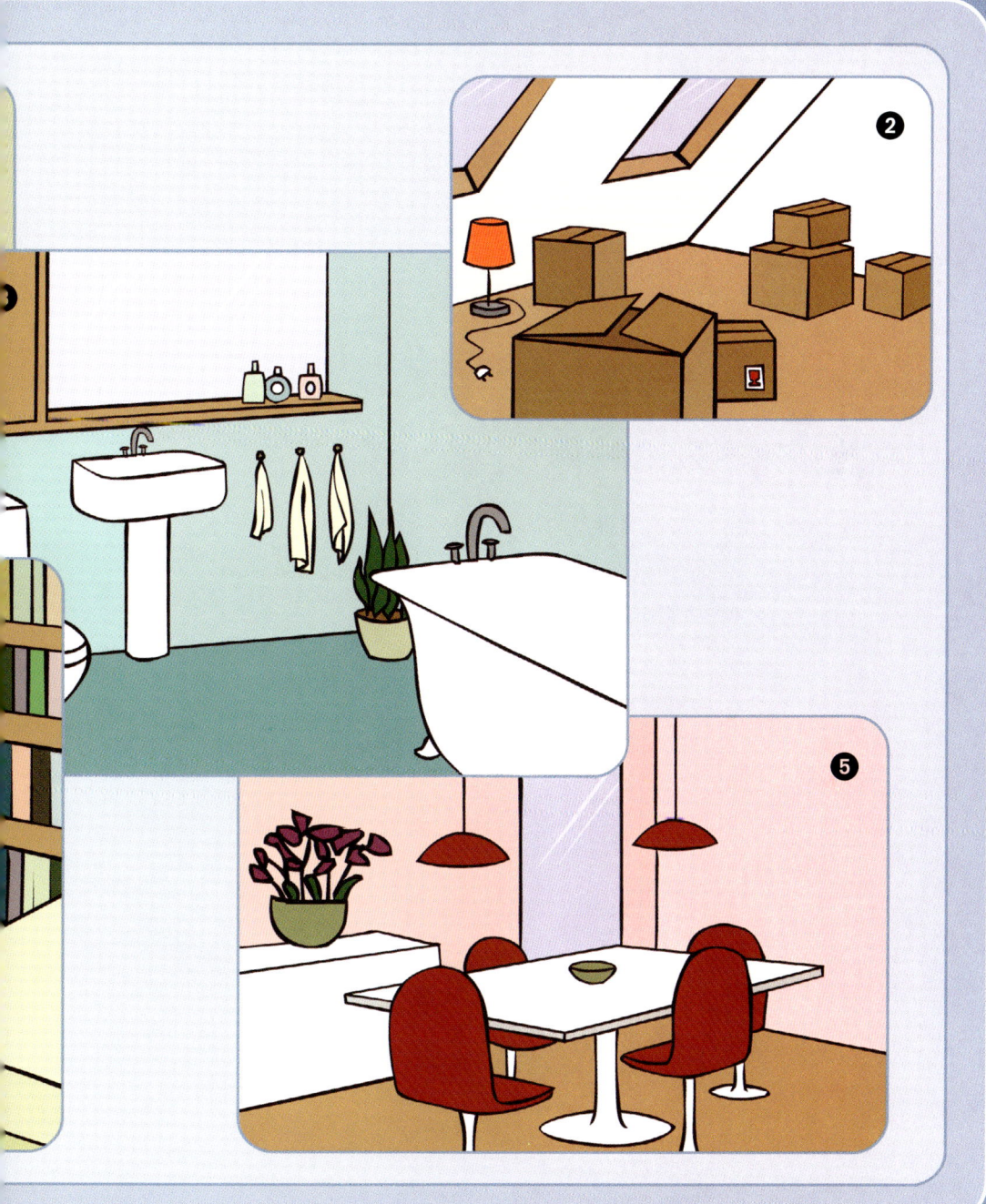

❷

❺

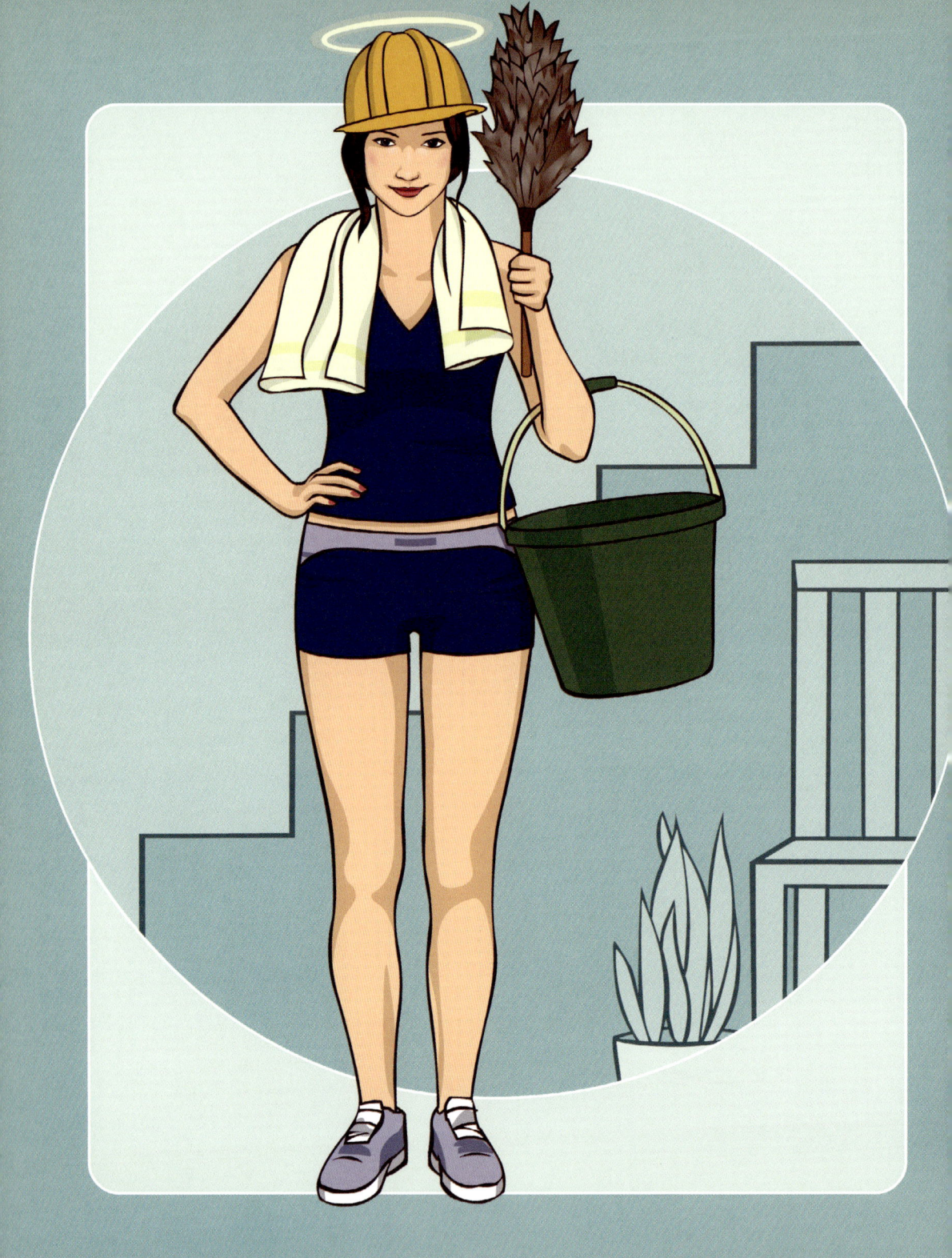

FRÜHJAHRSPUTZ

Bereit für den jährlichen Putzmarathon? Die Gelegenheit, mal wieder so richtig zu trainieren. Egal, ob Sie in einem Ein-Zimmer-Apartment oder einer kleinen Villa residieren, Sie können den Frühjahrsputz auf mehrere Tage verteilen oder in einer Blitzaktion alles auf einmal erledigen. Wahrscheinlich haben Sie sich das ganze Jahr über vor den Aufgaben gedrückt, die nun vor Ihnen liegen. Mit anderen Worten: Ein hartes Stück Arbeit wartet auf Sie! Einiges wird Ihnen sogar richtig Spaß machen und nebenbei noch hunderte von Kalorien verbrennen. Aber am Ende des Tages (oder der Woche, abhängig von der Größe Ihrer Wohnung und Ihrer Schlampigkeit) können Sie sich auf Ihr frisch gereinigtes Sofa fallen lassen und zufrieden den Duft harter Arbeit einatmen.

AUF DEN TEPPICH GEKLOPFT

Einmal im Jahr muss jeder Teppich ausgeklopft werden. Befreien Sie ihn von Staub und breit getretenen Rosinen.

Schleppen Sie Ihre Teppiche nach draußen, hängen Sie sie auf (die Wäscheleine ist die klassische Variante) und legen Sie los. Falls Sie keinen Teppichklopfer haben, kaufen Sie einen! Sie schützen so Ihre Hände und Ihre Würde.

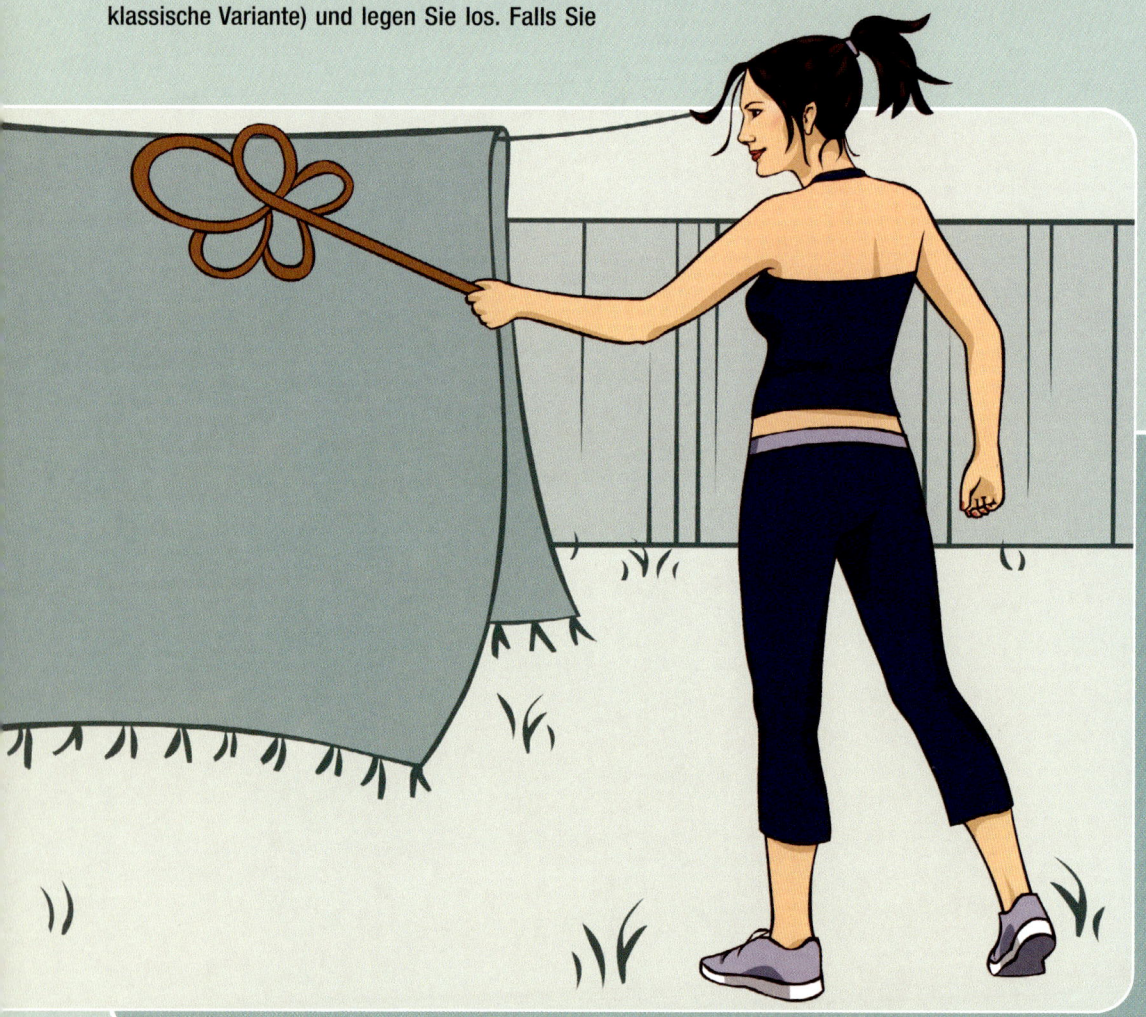

KRAFTVOLLE VORHAND

Verbrannte Kalorien: 192 kcal **Beanspruchte Muskeln:** Brust, Rücken und Schultern

1. Nehmen Sie den Teppichklopfer und schlagen Sie probeweise zu. Stellen Sie sich vor, Sie werden von einem hartnäckigen Insekt angegriffen (nicht schreiend davonrennen) und wedeln wie wild mit den Armen. Eine kleine Übung zum Aufwärmen! Nehmen Sie nun den Teppich ernsthaft in Angriff.

2. Teppichklopfer mit beiden Händen über den Kopf halten. Stellen Sie sich einen sehr großen Gegner vor, den Sie treffen wollen, und zwar oben am Kopf, ähnlich einem Maulwurf, der gerade den Kopf aus der Erde steckt.

3. Los geht's. Lassen Sie den Klopfer schwungvoll auf den Teppich niedersausen. Spannen Sie derweil die Brustmuskeln an.

4. Schlagen Sie fünf Mal kräftig zu und ziehen Sie sich im Schutz der Staubwolke zurück. Weiterklopfen, bis Sie K.O. sind und den Staub besiegt haben.

TEPPICHKLOPFER

Verbrannte Kalorien: 192 kcal **Beanspruchte Muskeln:** Oberkörper

1. Nachdem der oberflächliche Staub entfernt ist, geht es ans Eingemachte (uralte Kolonien von Staubmilben, zermatschte Rosinen usw.).

2. Halten Sie den Klopfer wie einen Tennisschläger in der Hand. Stehen Sie seitlich zum Teppich, heben Sie den Arm und schwingen Sie den Klopfer in einem graziösen, aber kräftigen Bogen auf den Teppich. Schlagen Sie so doll zu, wie Sie können! Dann den Arm rasch zurückziehen.

3. Schlagen Sie erneut zu. Erinnern Sie sich an den Kollegen, der Ihnen die Beförderung vor der Nase weggeschnappt hat? Denken Sie daran, während Sie zehn Mal mit dem rechten Arm ausholen. Dann Seitenwechsel.

4. Wechseln Sie die Schlagseite, bis auch das letzte Staubkörnchen ausgeklopft ist. Jetzt ist der Teppich so sauber, dass Sie unbesorgt darauf herumrollen (oder einfach nur relaxen) können.

VERWÖHNPROGRAMM FÜRS SOFA

Das Sofa ist die Seele Ihres Zuhauses. Ihr Refugium an trüben Tagen, wenn das Leben schon am frühen Morgen nach Fernsehstunden und einer leckeren Tasse Tee ruft.

Außerdem ist das Sofa das Möbelstück, auf dem Sie nach Herzenslust herumspringen können (alleine oder zu zweit). Hegen und pflegen Sie Ihr Sofa ein wenig. Das gilt auch für die vielseitigen Kissen: Mit ihnen kann man eine Kissenschlacht veranstalten oder den Geheimvorrat Schokolade darunter verstecken. Holen Sie den Staubsauger, und los geht's.

SCHENKELDRÜCKER

Verbrannte Kalorien: 90 kcal

Beanspruchte Muskeln:

Oberschenkelinnenseiten

1. Suchen Sie sich das dickste Kissen. Aufschütteln und zwischen die Oberschenkel klemmen. Räumen Sie das Sofa leer.
2. Watscheln Sie damit zum Staubsauger und saugen Sie das Sofa gründlich ab.
3. Beim Saugen das Kissen zwischen den Schenkeln zusammendrücken. 10 bis 15 Sekunden halten, dann locker lassen (aber nicht so locker, dass das Kissen runterfällt). So lange wiederholen, bis das Sofa krümel- und staubfrei ist.

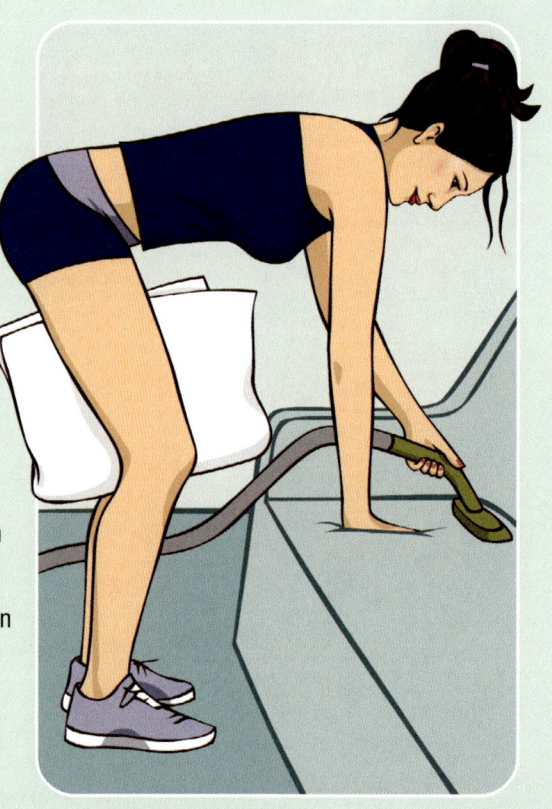

KISSENPRESSE

Verbrannte Kalorien: 20 kcal / 5 Minuten

Beanspruchte Muskeln: Hüfte, Bauchmuskeln und Vorderseite der Oberschenkel

1 Werfen Sie sich auf das frisch gereinigte Sofa und atmen Sie den frischen Duft ein. Denken Sie an zurückliegende Eroberungen auf diesem Sofa, dann führen Sie die folgende schnelle Beinübung aus:

2 Suchen Sie sich ein anderes Kissen und setzen Sie sich an den Rand des Sofas. Stecken Sie das Kissen der Länge nach zwischen die Füße und drücken Sie diese so fest zusammen, dass das Kissen nicht herausfallen kann.

3 Legen Sie die Hände rechts und links neben die Hüften, die Finger greifen locker den Sofarand. Sitzen Sie so gerade wie möglich und spannen Sie die Bauchmuskeln an.

4 Ziehen Sie die Knie zur Brust (ja, die Füße verlieren den Bodenkontakt, also heißt es, das Gleichgewicht zu halten). Das Kissen bleibt zwischen den Füßen.

5 Strecken Sie die Beine gerade aus (dafür dürfen Sie sich leicht zurücklehnen) und ziehen Sie sie Richtung Brust zurück. Versuchen Sie, dies zehn Mal zu machen, bevor Sie auf dem Sofa glücklich zusammenbrechen dürfen.

6 Suchen Sie eine Minute lang die Sofaritzen nach Fundstücken (Socken, Geld, Erdnüsse) ab, dann die Übung wiederholen.

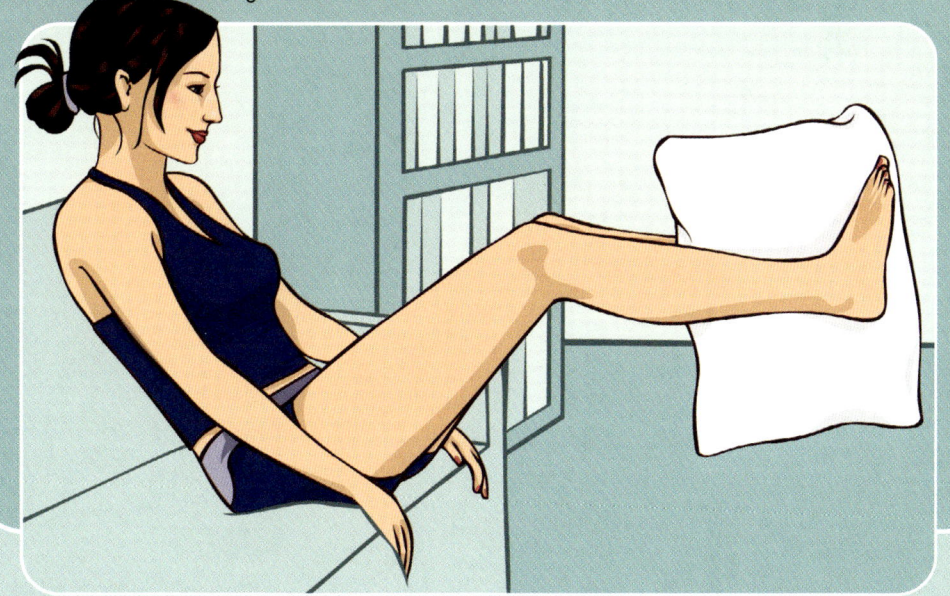

FREISTOSS FÜR DIE KÜCHENSCHRÄNKE

Pflichtprogramm auch für unvollkommene Hausfrauen! Staunen Sie, wie viele klebrige Dosen und Gläser sich in Ihren Küchenschränken finden.

Längst vergessene Einkäufe wie eingelegte Walnüsse oder Tütensuppen warten in den Tiefen der Schränke; aufgerissene Päckchen haben ihren Inhalt über die Regale verstreut. Tragen Sie sich ein paar Bonuspunkte ein, wenn alles wieder blitzblank ist.

BAUCHSCHRUBBEN

Verbrannte Kalorien: 168 kcal

Beanspruchte Muskeln: Bauch

❶ Diese Technik eignet sich für Hängeschränke. Räumen Sie das Regal aus. Nehmen Sie einen kraftvollen Reiniger und eine Wurzelbürste und fangen Sie an zu schrubben.

❷ Halten Sie die Bürste horizontal mit beiden Händen. Schrubben Sie vor und zurück.

❸ Bei jeder Vorwärtsbewegung spannen Sie die Bauchmuskeln an und ziehen den Bauchnabel in Richtung Wirbelsäule, dabei tief einatmen.

❹ Bei Rückwärtsbewegungen Muskeln entspannen. Putzen Sie so den ganzen Schrank.

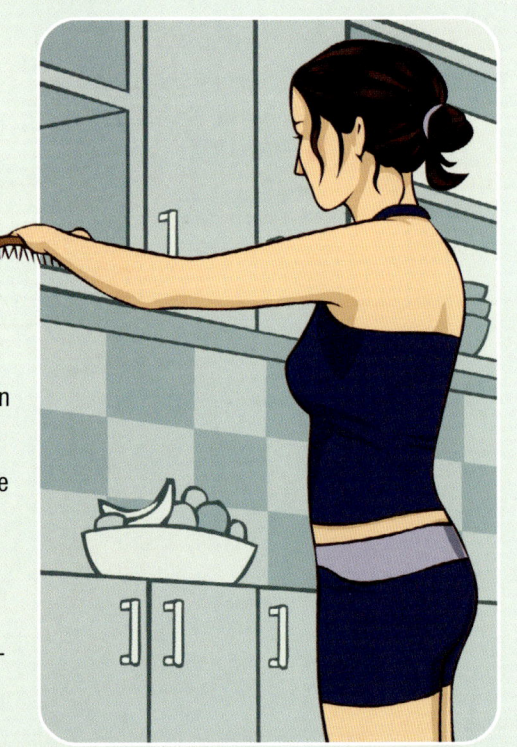

BLITZSAUBERES HOCKEN

Diese Übung ist ideal für Küchenunter-
schränke und bewahrt Sie und Ihren Rücken
vor ständigem Bücken. Aller Anfang ist
schwer, aber es lohnt sich.

Verbrannte Kalorien: 168 kcal

Beanspruchte Muskeln:

Hüften, Schenkel und Fesseln

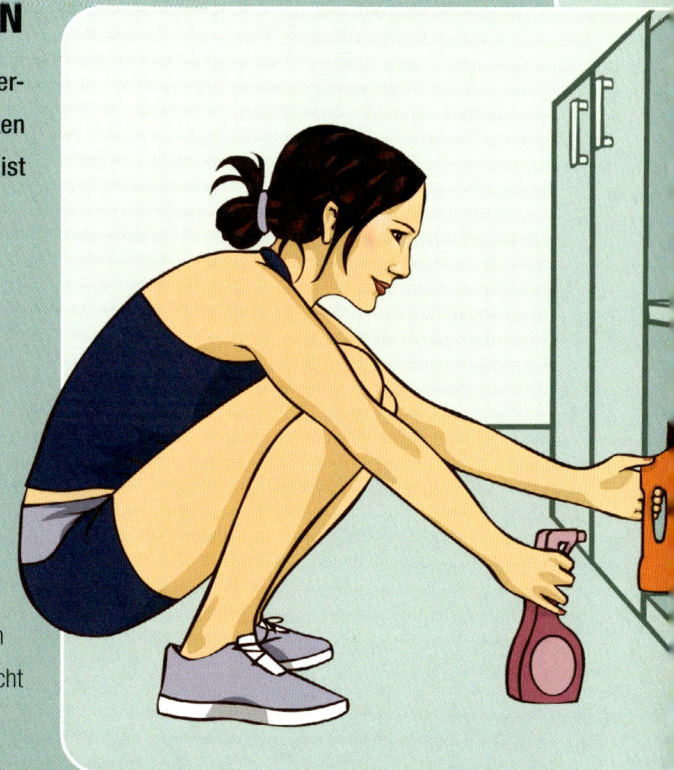

Und eins ...

In diese Position (beim Yoga Garland
genannt) gelangen Sie am besten aus dem
hüftbreiten Stand heraus. Fersen auf dem
Boden halten, während Sie in die Hocke
gehen, Knie beugen. Die Knie bilden mit den
Füßen eine Linie. So werden die Gelenke nicht
zu sehr strapaziert.

Und zwei ...

Wenn Sie in der Hocke angekommen sind (unter konstantem Husten, Prusten und Gemurmel wie
»das kann nicht wahr sein«), senken Sie Hüften und Fersen, sodass sich der Körper zwischen die
Beine schiebt. Sie hocken doch bequem? Millionen von Menschen auf der Welt verrichten in dieser
Position Ihre alltäglichen Aufgaben und haben geschmeidige Hüft- und Beingelenke (und laufen
auch weit weniger Gefahr, im Alter ein künstliches Hüftgelenk zu benötigen).

Und immer wieder ...

Üben Sie diese Stellung so oft wie möglich. Zum Beispiel beim Putzen. Ihr Rücken und Ihre Hüften
werden es Ihnen gebührend danken.

MATRATZENWECHSEL

Der Kauf einer neuen Matratze ist nicht gerade aufregend – vermeiden Sie den Neukauf mindestens ein Jahrzehnt.

Wenden Sie stattdessen Ihre Matratze öfter mal. Das spart Geld und einen anstrengenden Einkauf. Dafür gönnen Sie sich lieber ein paar schicke Stilettos.

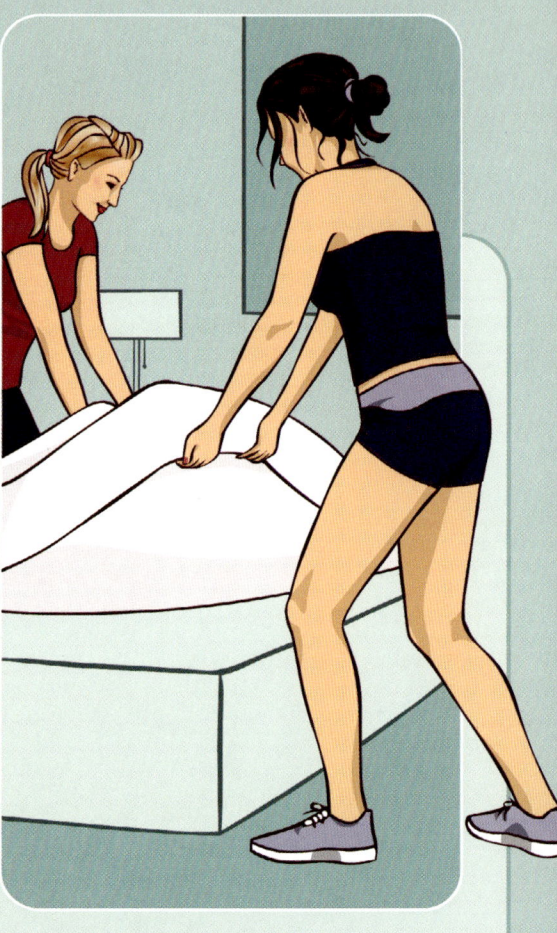

PERFEKTE WENDUNG

Verbrannte Kalorien: 229 kcal

Beanspruchte Muskeln: alle

1. Laden Sie jemanden unter einem guten Vorwand zu sich nach Hause ein und schleusen ihn aus irgendeinem Grund ins Schlafzimmer. Dann haben Sie eine »plötzliche Eingebung« und bitten den Gast, Ihnen beim Wenden der Matratze zu helfen.

2. Ihr Helfer steht an der oberen linken Ecke der Matratze, Sie an der unteren rechten Ecke.

3. Auf »Los!« schieben Sie beide die Matratze jeweils um 90 Grad nach rechts. Nun liegt die Matratze quer auf dem Bett.

4. Heben Sie die Ecken der Matratze an (einige Matratzen haben Laschen).

5. Stellen Sie die Matratze auf und lassen Sie sie mit der unbenutzten Seite auf das Bett gleiten. Glückwunsch, das ist erledigt! Bedanken Sie sich bei Ihrem Gast.

SPITZENTRAINING

Verbrannte Kalorien: 20 kcal/5 Minuten **Beanspruchte Muskeln:** Bauch

1 Nachdem die Matratze nun wieder wie neu ist, wäre es schade, die Chance nicht zu nutzen, um ein bisschen darauf herumzuhüpfen. Tun Sie es einfach! Danach ist Zeit für ein schnelles, aber effektives Bauchtraining.

2 Stellen Sie einen Stuhl oder Hocker etwa 30 cm vom Bettrand entfernt auf. Legen Sie sich aufs Bett, der Po befindet sich am Bettrand.

3 Spannen Sie die Bauchmuskeln an, indem Sie den Bauchnabel in Richtung Wirbelsäule ziehen. Lassen Sie Schultern, Hals und Arme locker.

4 Heben Sie die Beine an, die Knie sind im rechten Winkel gebeugt. Langsam ein Bein auf den Stuhl absenken, sodass die Zehen den Stuhl berühren. Langsam wieder heben.

5 Wiederholen Sie die Übung mit dem anderen Bein. Beinwechsel nach je zwölf Einheiten. Achtung: Krallen Sie sich nicht am Laken fest und knirschen Sie nicht mit den Zähnen. Ja, es ist harte Arbeit, aber für die Bauchmuskeln ist es ideal. (**Tipp:** Falls Sie eine Streberin sind und Sie die Übung zu leicht finden, stellen Sie den Stuhl etwas weiter weg.)

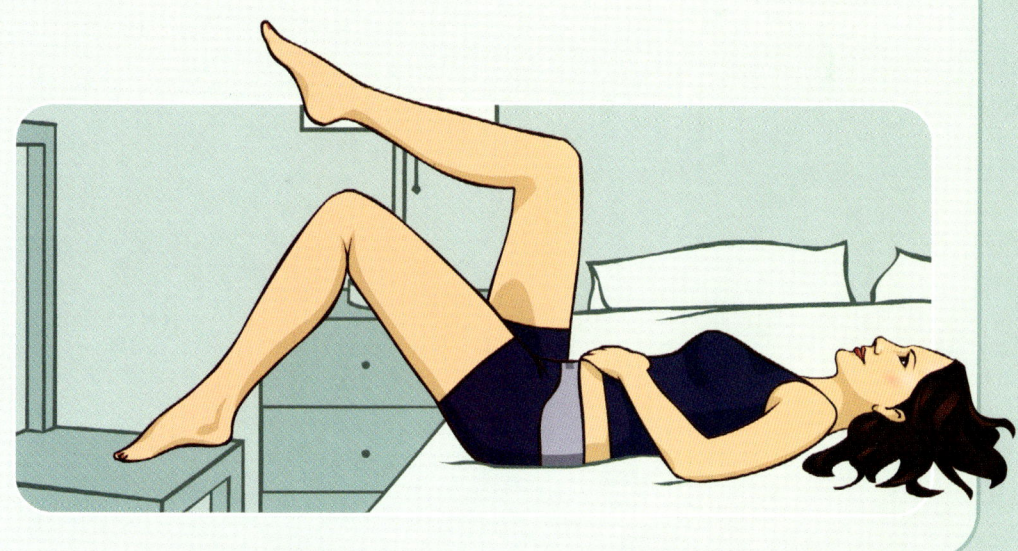

BODENWÄSCHE

Gut gebohnerte Böden sind eine ideale Workout-Fläche für eingeweihte Sauberfrauen.

Zum Aufwärmen kräftig den Fußboden polieren, und dann sind Ihre Beine dran (dazu brauchen Sie ein paar dicke Wollsocken). Damit die Socken frisch und duftend bleiben, benötigen Sie außerdem zwei Staubtücher als Unterlage.

SEITLICHER SPAGAT

Verbrannte Kalorien: 181 kcal

Beanspruchte Muskeln: Oberschenkel, vor allem die Innenseiten

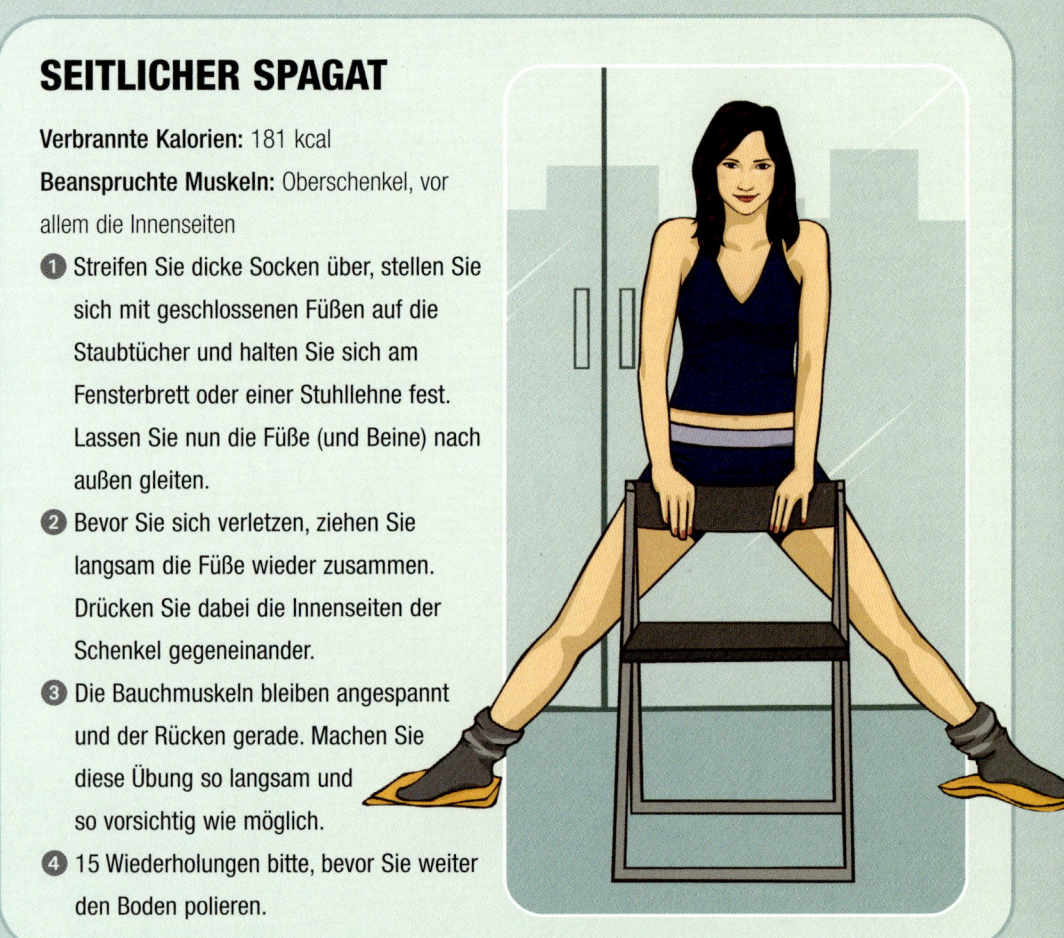

❶ Streifen Sie dicke Socken über, stellen Sie sich mit geschlossenen Füßen auf die Staubtücher und halten Sie sich am Fensterbrett oder einer Stuhllehne fest. Lassen Sie nun die Füße (und Beine) nach außen gleiten.

❷ Bevor Sie sich verletzen, ziehen Sie langsam die Füße wieder zusammen. Drücken Sie dabei die Innenseiten der Schenkel gegeneinander.

❸ Die Bauchmuskeln bleiben angespannt und der Rücken gerade. Machen Sie diese Übung so langsam und so vorsichtig wie möglich.

❹ 15 Wiederholungen bitte, bevor Sie weiter den Boden polieren.

SKILANGLAUF

Verbrannnte Kalorien: 187 kcal

Beanspruchte Muskeln: viele verschiedene

1. Skilanglauf trainiert die wichtigsten Muskelgruppen: die Beine bei der Vorwärtsbewegung, Arme und Körper mit den Stöcken. Benutzen Sie keine echten Stöcke auf Ihren Holzböden, es sein denn, Sie wünschen den typischen »Von-Stilettos-Ruiniert-Look« in Ihrer Wohnung. Behalten Sie die Socken an und los geht's.

2. Lassen Sie einen Fuß etwa 60 cm nach vorne gleiten. Der hintere Fuß bleibt am Boden.

3. Während Sie auf imaginären Skiern nach vorne gleiten, Pobacken eine Sekunde zusammenpressen, dann lockern.

4. Mit leicht gebeugten Knien durchs Zimmer »fahren«, dabei im Wechsel Pobacken anspannen und locker lassen.

5. Bewegen Sie Ihre Arme vorwärts, so, als ob Sie sich auf Skistöcke stützen würden. Achten Sie auf eine Beugung der Ellenbogen.

6. Drücken Sie die Arme nun bei angespannter Rückenmuskulatur zurück.

7. »Fahren« Sie quer durchs Zimmer Ski, bis Ihnen langweilig wird oder der Po schmerzt.

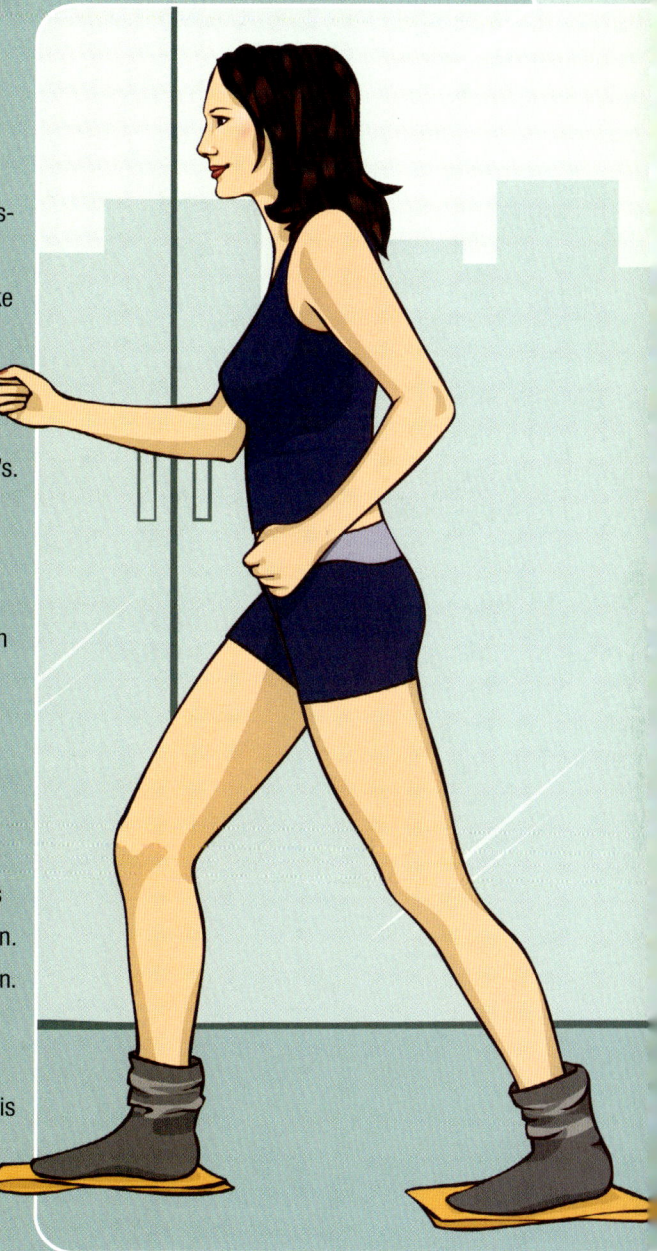

MÖBELRÜCKEN

Überprüfen Sie Sofa- und Sesselritzen auf belastende Beweisstücke (ausländische Banknoten attraktiver Fremder, Unterwäsche), dann geht es ans Möbelrücken.

Vermutlich werden Sie 2 bis 3 cm Staub unter jedem Möbelstück finden, also ist gründliches Staubsaugen angesagt. Vor dem Möbelrücken machen Sie sich locker.

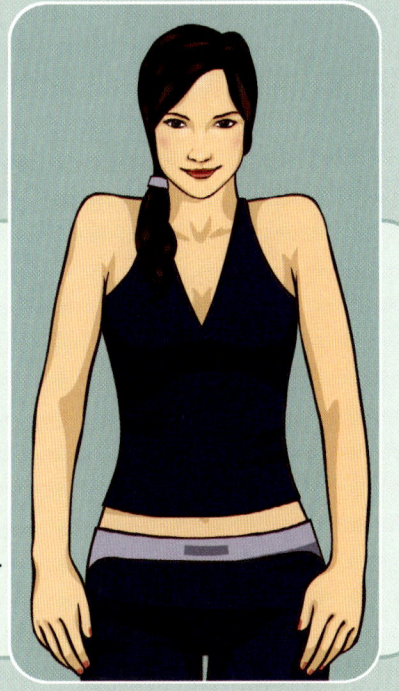

SCHULTERROLLEN

Verbrannte Kalorien: 40 kcal

Beanspruchte Muskeln: Schulterpartie

1 Immer an den Schultern beginnen. Arme locker lassen.
2 Schultern in vier Etappen nach vorne rollen:
   vorwärts, hoch, zurück und runter.
3 Machen Sie vier Vorwärts- und fünf Rückwärtsrollen.
4 Nun gesamten Arm fünf Mal vor- und zurückrollen.

DIE OPTIMALE HEBETECHNIK

Verbrannte Kalorien: 40 kcal **Beanspruchte Muskeln:** Bauch und Beine

1 Die richtige Technik ist entscheidend, wenn Sie weiterhin aufrecht durchs Leben gehen wollen. Heben Sie Gegenstände mit den Beinen, nicht aus dem Rücken. Beugen Sie die Knie und richten Sie sich über die Beine auf.
2 Spannen Sie immer die Bauchmuskeln an, wenn Sie etwas Schweres heben oder rücken.

ELVIS-ROLLE

Verbrannte Kalorien: 40 kcal

Beanspruchte Muskeln: Hüftflexoren

1 Sie werden sich albern vorkommen, aber das Beckenrollen mobilisiert den unteren Rücken. Füße hüftweit auseinander, Hände auf die Hüften.

2 Bewegen Sie Ihre Hüften so, als wollten Sie ein großes »D« schreiben. Ober- und Unterkörper möglichst ruhig halten.

3 Jeweils fünf Mal nach vorne und zurückrollen.

4 Schieben Sie das Becken nach vorne, Po einziehen (fünf Mal).

FESTE UMARMUNG

Verbrannte Kalorien: 40 kcal

Beanspruchte Muskeln:

Unterer Brustbereich, Bauch

1 Nun zur Wirbelsäule. Gehen Sie es langsam an!

2 Aus dem hüftweiten Stand (Schenkel und Knie zeigen nach vorn) drehen Sie Becken und Oberkörper so weit, dass Sie hinter sich sehen können.

3 Umarmen Sie sich selbst: Versuchen Sie, mit jedem Atemzug weiter herumzukommen. Schultern gerade halten.

4 30 Sekunden halten, dann andersherum dehnen.

DAS GROSSE STRECKEN

Verbrannte Kalorien: 40 kcal

Beanspruchte Muskeln: Rücken und Schultern

1 Dehnen Sie die Trapezmuskeln (Schulterpartie), sie sorgen für gute Haltung.

2 Finger vor der Brust verschränken, die Schultern sind gesenkt. Die Arme sind gerundet so als ob man einen Baum umarmt. Etwa 15 Sekunden halten.

3 Nun zum großen Rückenmuskel. Heben Sie die verschränkten Hände über den Kopf.

4 Strecken Sie die Arme hoch (rund halten!), der Brustkorb hebt sich. 15 Sekunden halten.

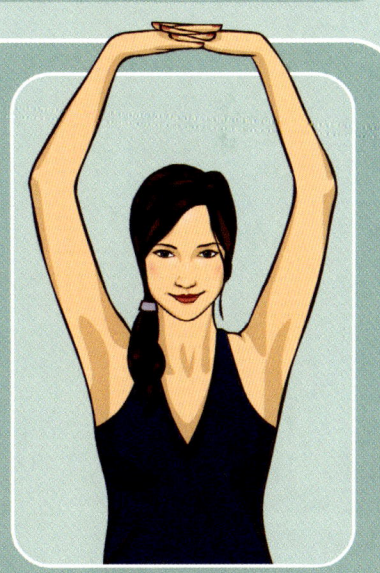

DER LETZTE VORHANG

Zwei Workouts in einem – beim Abnehmen der Vorhänge (oder Jalousien) und beim Fensterputzen.

Gardinen und andere Fensterverkleidungen werden schnell schmutzig. Nehmen Sie Ihre Gardinen ab und Sie werden sehen, wie dreckig Ihre Fensterscheiben sind!

FENSTERPUTZER

Verbrannte Kalorien: 90 kcal

Beanspruchte Muskeln:

Brustbereich

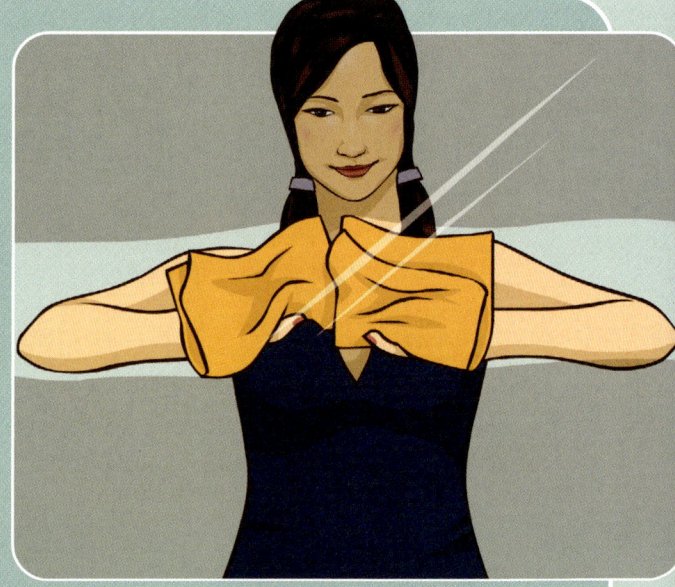

1. Fenster putzen ist angesagt, das bringt den gesamten oberen Rücken, Brust und Schultern in Bewegung. Holen Sie sich zwei Fenstertücher. Schütteln Sie die Schultermuskeln (sie sitzen wie Schulterpolster oben auf) leicht aus.

2. Nun zu den Brustmuskeln. Diese stützen die Brüste und brauchen eine Extraportion Aufmerksamkeit.

3. Mit angewinkelten Ellbogen die Hände in Brusthöhe aneinander legen. Brustmuskeln anspannen (wie ein Bodybuilder) und wieder lockern, während Sie mit den Armen seitwärts über die Fensterscheibe wischen.

4. Spannen Sie die Brustmuskulatur erneut an und führen Sie die Hände wieder vor den Körper. Handflächen nebeneinander legen. Putzen Sie so das gesamte Fenster.

ABGEHOCKT

Verbrannte Kalorien: 168 kcal

Beanspruchte Muskeln: Po und Schenkel

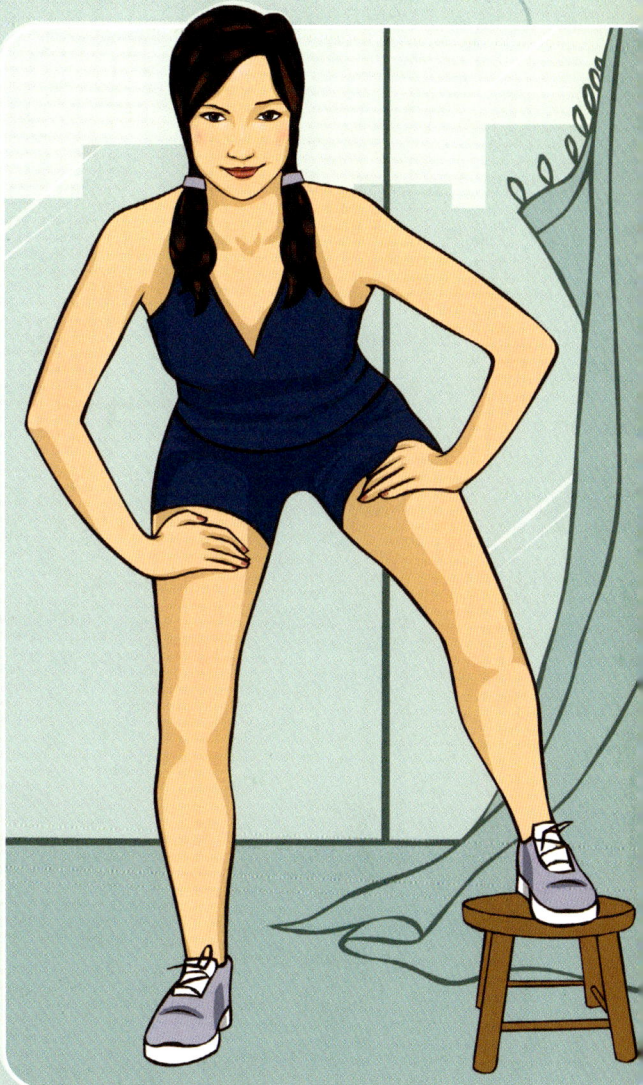

1 Falls Sie nicht gerade niedrige Fenster haben oder sehr groß sind, werden Sie beim Abnehmen der Gardinen Hilfe brauchen. Entweder nimmt Sie ein starker Mann auf die Schultern, oder Sie helfen sich selbst und trainieren gleichzeitig die Beine. Vielleicht die bessere Option ...

2 Stellen Sie sich auf einen Hocker (er sollte nicht wackeln) und beginnen Sie, die Gardinen abzunehmen.

3 Wenn Sie einige Gardinenhaken gelöst haben, steigen Sie mit dem rechten Bein seitwärts vom Stuhl herunter. Gehen Sie leicht in die Hocke.

4 Der Po sollte nicht tiefer als die Knie sinken (Sie kommen sonst nicht mehr hoch und es schadet den Gelenken). Stoßen Sie sich mit dem rechten Bein ab und steigen Sie wieder auf den Hocker.

5 Nun das Gleiche mit dem linken Bein. Dabei die Bauchmuskeln anspannen und den Rücken gerade halten.

6 Insgesamt 20 Mal leicht in die Hocke gehen, dann weiter die Gardinen abnehmen. Auch wenn diese Aktion Sie unendlich langweilt: Denken Sie dran, wie straff, fest und schön Ihre Beine sein werden.

WIE FRISCH GESTRICHEN

Manche Zimmer haben es nötiger als andere – die Küche beispielsweise braucht dank Fett- und Bratspritzern öfter mal Ihre Aufmerksamkeit.

Saugen Sie zuerst die Wände ab, um Staub zu entfernen – es sei denn, Sie wollen interessante Muster auf der gewischten Fläche. Besorgen Sie sich eine stabile Leiter oder einen Stuhl, sonst könnte es sein, dass Sie der Notaufnahme einen Besuch abstatten müssen.

MIT EINEM WISCH

Verbrannte Kalorien: 90 kcal

Beanspruchte Muskeln: gesamter Oberkörper

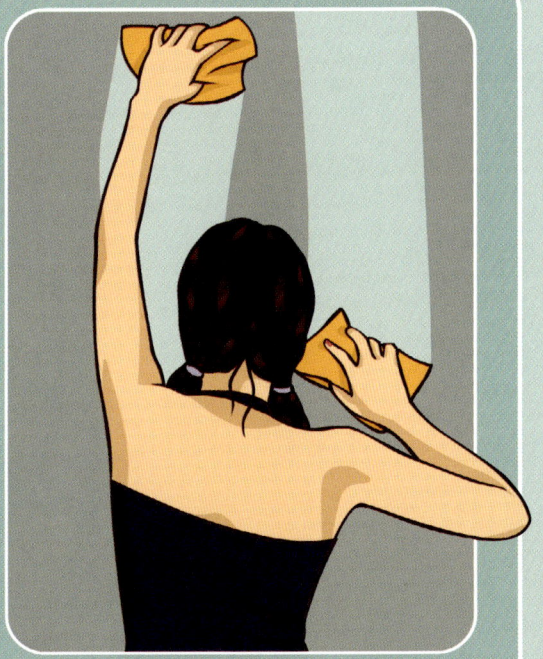

1. Mit einem steifen Körper können Sie sich schlecht die Fußnägel lackieren oder den Rücken kratzen. Verhindern Sie derartige Katastrophen durch regelmäßiges Dehnen der Muskeln – und wischen Sie dabei zugleich die Wand ab.

2. Beide Hände über den Kopf strecken, erst rechts, dann links. Der Rücken sollte spürbar länger werden.

3. Atmen Sie aus und strecken Sie sich noch höher, jeweils fünf Mal pro Arm.

4. Strecken Sie nun die Seiten Ihres Körpers. Füße fest am Boden, Beine hüftweit auseinander. Heben Sie den rechten Arm, beugen Sie ihn langsam nach links über den Kopf und spüren Sie die Dehnung an der Seite. Etwa 15 Sekunden halten.

5. Wechseln Sie die Seiten und wiederholen Sie die Übung.

SEITEN-STRETCH

Verbrannte Kalorien: 168 kcal

Beanspruchte Muskeln: alle Beinmuskeln

1. Jetzt gehts ans Bein-Stretching! Dehnbare Muskeln machen schöne Beine, also nicht schummeln.

2. Die Beine etwa 1 m auseinander, die Zehen zeigen nach vorne. Putzen Sie die Wand.

3. Bewegen Sie sich durch Beugen des linken Knies und Strecken des rechten Beines nach links (an der Innenseite des rechten Oberschenkels sollten Sie jetzt eine kräftige Dehnung spüren). Körper gerade halten. Nicht fluchen.

4. Etwa 15 Sekunden verharren, dann nach rechts bewegen und auf der linken Seite dehnen.

5. Nun werden die Wadenmuskeln gedehnt. Diese Muskeln werden stark beansprucht (z.B. wenn Sie auf hohen Absätzen umherstöckeln) und schnell unflexibel.

6. Aus dem hüftweiten Stand weiter die Wand wischen (das heutige Mantra: gerade stehen, Schultern zurück, Rücken gerade, Bauch einziehen).

7. Den rechten Fuß etwa 1 m zurücksetzen, Ferse auf den Boden pressen (das linke Knie leicht beugen). Jetzt merken Sie die Dehnung in der oberen Waden- partie.

8. Etwa 15 Sekunden halten, dann mit dem anderen Bein wiederholen.

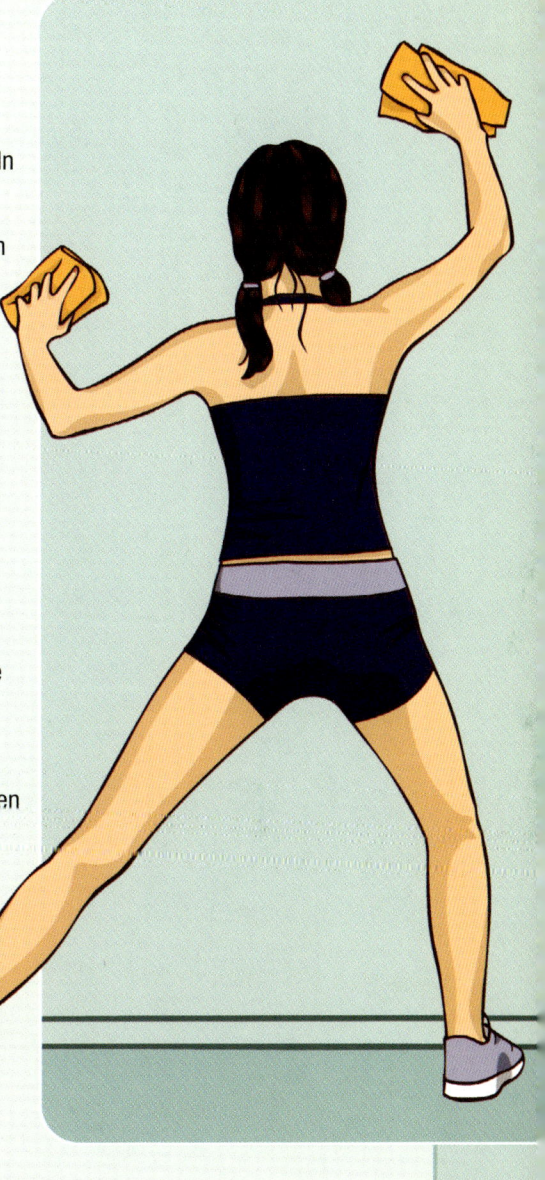

20 TIPPS, SICH VOM KÜHLSCHRANK FERN ZU HALTEN

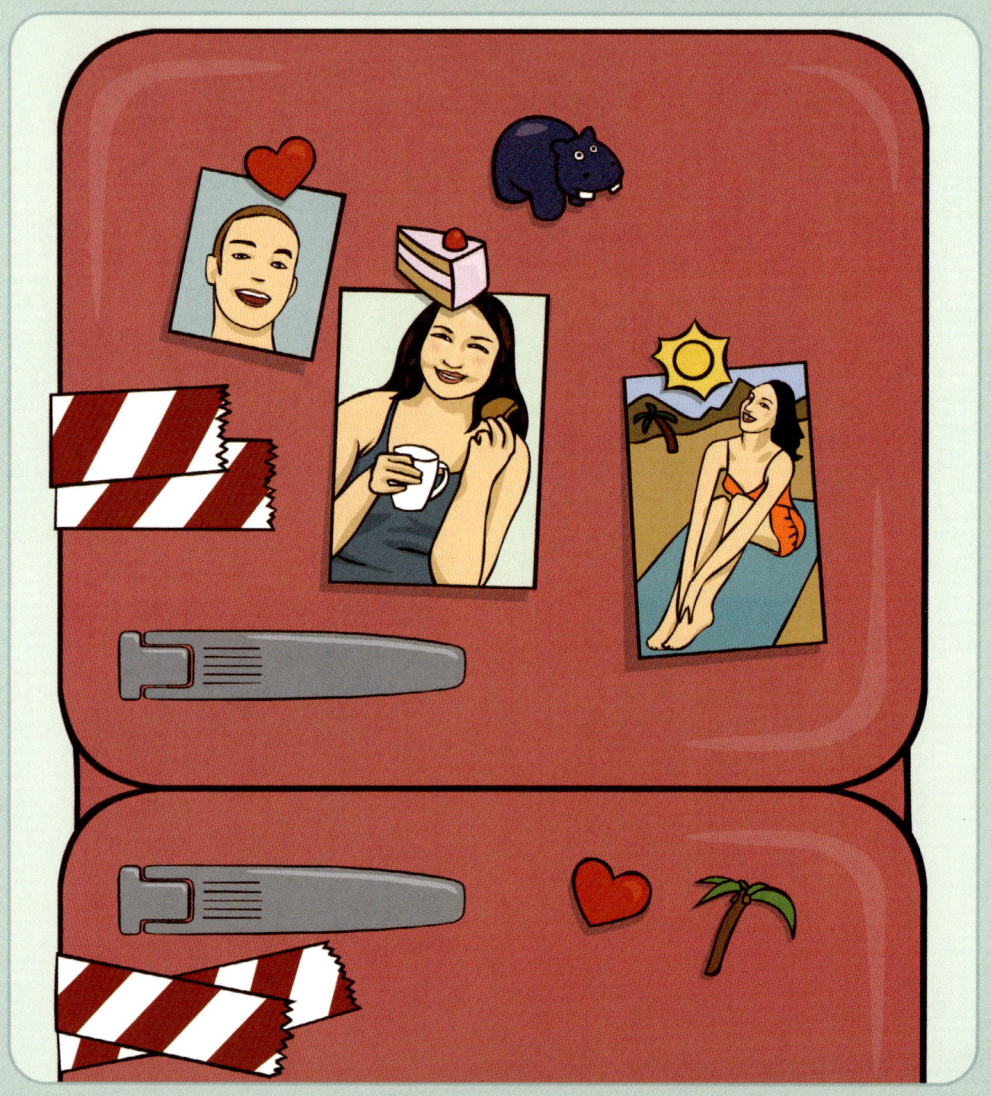

1. Kleben Sie das Bild eines behäbigen Tieres an den Kühlschrank (Nilpferde sind prima).

2. Führen Sie ein Ernährungstagebuch und bewahren Sie es in der Nähe des Kühlschranks auf. Blättern Sie darin, wenn der Heißhunger zuschlägt.

3. Kaufen Sie nur gesunde Nahrungsmittel – ist kein Schokoeis mit Sahne da, können Sie es auch nicht verschlingen, stimmt´s?

4. Entsorgen Sie alle ungesunden Sachen – entweder spenden oder Freunden schenken.

5. Erzählen Sie allen, dass Sie sich nur noch gesund ernähren.

6. Pflegen Sie viele Hobbys – dann haben Sie weniger Zeit zum Essen.

7. Kaufen Sie sich ein schickes Outfit, das ein wenig zu eng sitzt. Denken Sie daran, wie toll Sie aussehen werden, wenn die Fettpölsterchen verschwunden sind.

8. Halten Sie gesunde Snacks parat – einen Apfel in der Handtasche oder Reiskuchen in einer Obstschale.

9. Seien Sie offen für Neues – wie wäre es statt Sahnetörtchen mit einer Birne?

10. Viel Wasser trinken – Sie werden so damit beschäftigt sein, dauernd Komplimente über Ihr Aussehen entgegenzunehmen und aufs Klo zu rennen, dass Sie keine Zeit mehr zum Essen haben.

11. Erwarten Sie keine Wunder, dann werden Sie auch nicht enttäuscht. Gehen Sie es langsam an, das ist der beste Weg, gesund und fit zu werden – und es auch zu bleiben.

12. Wenn Sie der Hunger packt, essen Sie – aber etwas Gesundes. Warten Sie nicht so lange, bis Sie ausgehungert sind, dann essen Sie viel zu viel.

13. Erinnern Sie sich immer wieder daran, dass Sie eine tolle Sexbombe sind. Sexbomben sind immer schön und attraktiv!

14. Denken Sie häufiger an Sex – es lenkt Sie vom Kühlschrank (und dessen Inhalt) ab.

15. Vermeiden Sie häufigen Alkoholkonsum (Sie werden sonst alle Prinzipien vergessen). Bieten Sie an, dass Sie nüchtern bleiben und alle nach Hause fahren.

16. Wenn Sie doch über die Stränge schlagen, nicht verzweifeln: Morgen ist ein neuer Tag. Fangen Sie einfach noch mal von vorne an.

17. Bringen Sie eine laute Kuhglocke an Kühlschrank und Regalen an. Es hilft!

18. Essen Sie niemals im Stehen. Zelebrieren Sie jedes Mahl: Decken Sie den Tisch und zünden Sie Kerzen an. Essen Sie langsam und genießen Sie die Speisen.

19. Hören Sie auf, wenn Sie satt sind. Hört sich einfacher an, als es ist.

20. Ansonsten: Kleben Sie die Kühlschranktür zu. Klebeband und Sekundenkleber sind ideal.

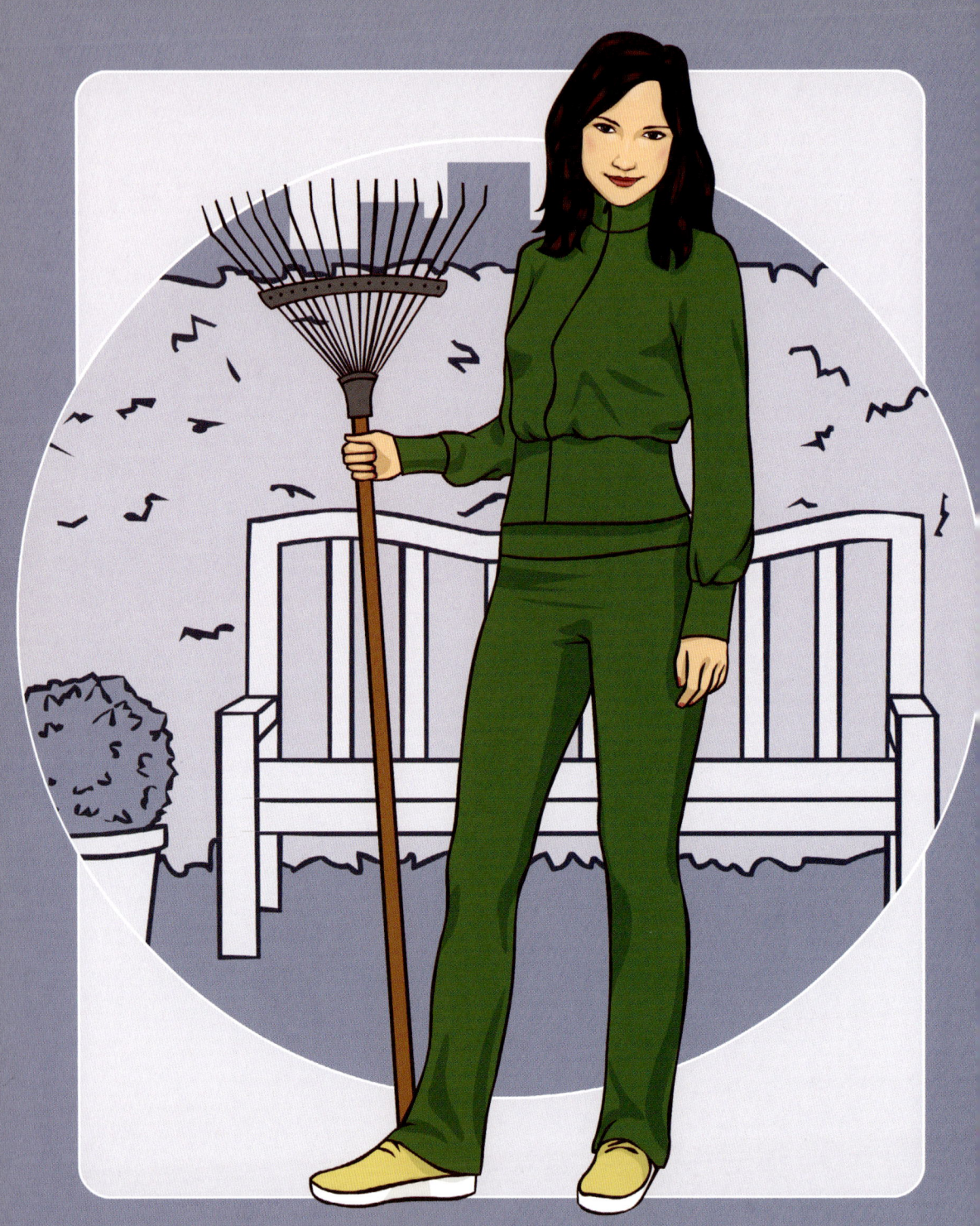

DAS GARTEN- WORKOUT

Arbeit gibt es auch außerhalb des Hauses genug. Gartenarbeit, Fenster putzen oder Autowaschen sind ideal, um Taille und Po wieder in Form zu bringen. Weitere Vorteile: Sie sind an der frischen Luft und die Sonnenstrahlung kurbelt die Vitamin-D-Produktion in Ihrem Körper an. Sie werden sich gleich doppelt so gut und gesund fühlen. Ziehen Sie also Ihren Designer-Gartenkittel oder die verschlissenen Jeans an (je nach Budget) und verlassen Sie das Haus durch die Hintertür. Kämpfen Sie sich durch den Mini-Dschungel, bis Sie sich in der Mitte des Gartens wiederfinden. Jetzt holen Sie tief Luft und stürzen sich in die Arbeit. Sie haben keinen Garten: Machen Sie sich bei Freunden beliebt, die über einen solchen verfügen.

DER GARTEN ALS FITNESS-STUDIO

1. **Tische und Stühle** bieten Platz für eine gesunde Mahlzeit unter freiem Himmel (siehe Seiten 22–37), ideal auch fürs Armtraining.

2. **Rasenmäher** Bringt den Körper rundum in Form (siehe Seiten 114–115).

3. **Hängematte** Jeder Sportler braucht etwas Entspannung.

4. **Schubkarre** Eine voll geladene Schubkarre zu schieben, ist ein tolles Ganzkörper-Workout.

5. **Gewächshaus** Züchten Sie Ihr eigenes Gemüse.

6. **Gartenwerkzeuge** Unkraut jäten verbrennt Dutzende von Kalorien.

7. **Gartenschlauch** Zur Abkühlung.

8. **Spaten** Anzuwenden wie ein Wischmop (siehe Seiten 56–57).

9. **Bank** Perfekt für das Armtraining (siehe Seite 67) und für Workouts im Sitzen.

10. **Rasensprenger** Badeanzug anziehen und versuchen, übers Wasser zu springen. Gutes Training, das Spaß macht.

11. **Hacke** Ideal für den Einsatz beim Freiluft-Tai-Chi (siehe Seiten 68–69).

12. **Kleine Gartenharke** Für Übungen im Vierfüßlerstand (siehe Seiten 80–81 und 97)

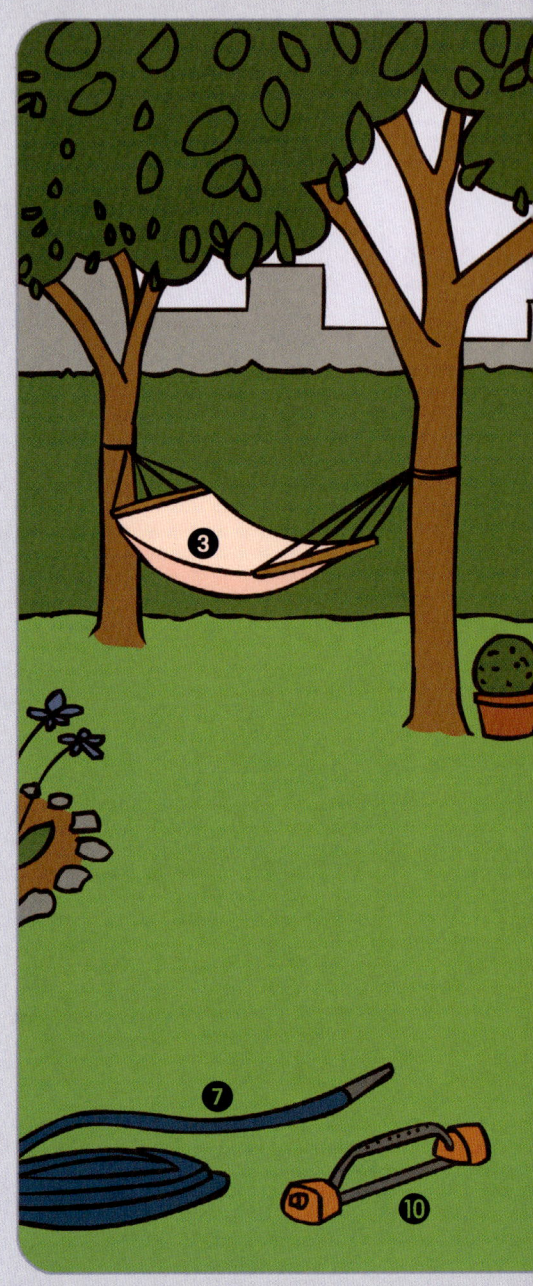

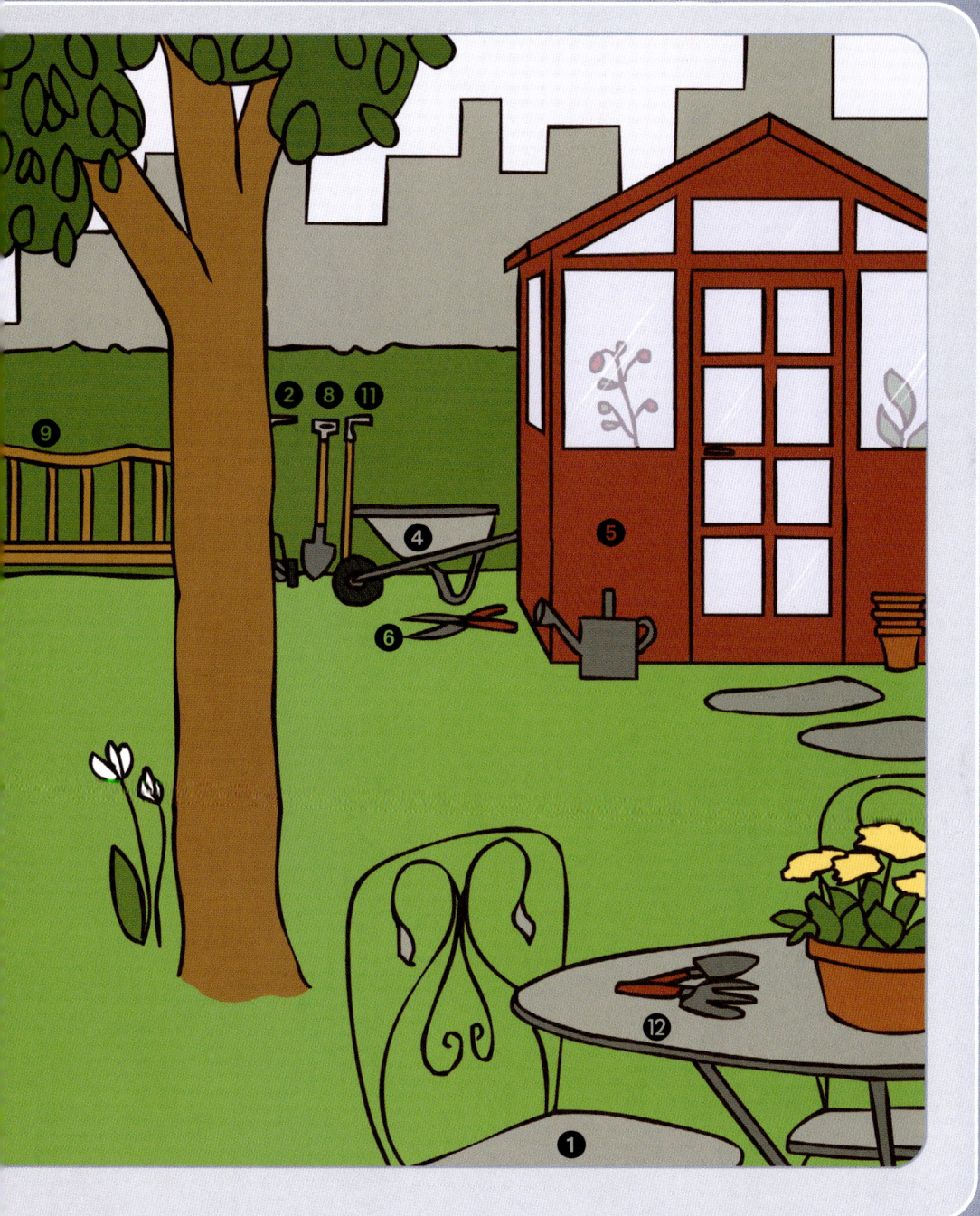

GRÜNES FÜR DIE MUSKELN

Los geht's: Stutzen Sie das wuchernde grüne Zeug – man nennt es auch Gras – dabei verschaffen Sie sich gleich einen Überblick über Größe und Zustand des Gartens.

Sie haben zwei Möglichkeiten – entweder stellen Sie einen hemdsärmeligen Schönling ein, der in eine Cola-Light-Werbung passen würde, oder Sie erledigen den Job selbst. Leider kommt Ersteres nur in Liebesromanen vor, deshalb ist die zweite Variante wohl die realistischere.

DER BAUCHSTRAFFER

Verbrannte Kalorien: 162 kcal

Beanspruchte Muskeln: vor allem die Bauchmuskeln, aber auch Oberkörper und Arme

1. Fegen Sie den Staub vom Rasenmäher und versuchen Sie, das Gerät aus der Garage zu schieben. Bauchmuskeln und Schultern anspannen und schieben, so kräftig Sie können.

2. Los geht's mit dem Mähen. Bauchmuskeln angespannt halten, Schultern gerade und leicht nach unten drücken. Die ganze Kraft kommt aus den Beinen.

3. Trainieren Sie die Bauchmuskeln, indem Sie den Bauchnabel in Richtung Wirbelsäule ziehen und die gesamte Bauchpartie anspannen.

4. Mähen Sie mit dieser Methode den gesamten Rasen.

5. Entspannen Sie sich und lassen Sie den Bauch für einige kostbare Minuten locker.

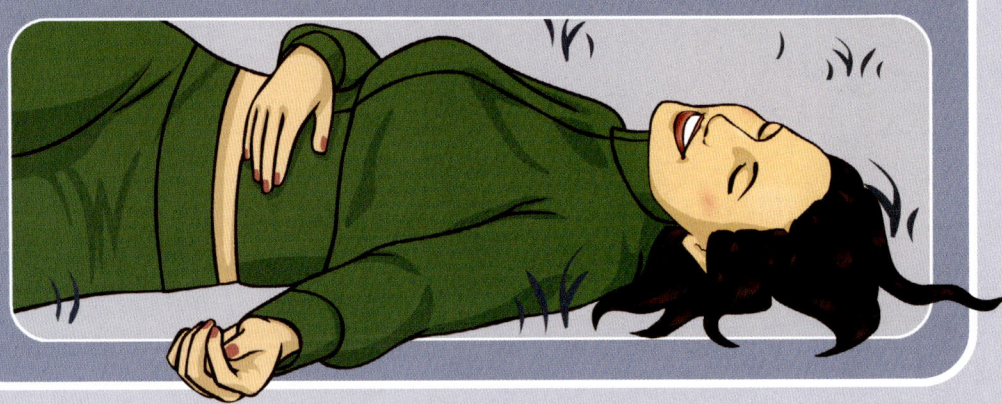

TAILLENFORMER

Verbrannte Kalorien: 162 kcal

Beanspruchte Muskeln: Rumpf- und Bauchmuskeln

1 Das Gröbste ist geschafft. Verfeinern Sie nun Ihre Technik, damit der Rasen auch wirklich gepflegt aussieht. Beruhigen Sie Ihr hyperventilierendes Ich: Die nächste Übung ist viel einfacher und vollbringt wahre Wunder für Ihre Taille. Starten Sie den Rasenmäher wie ein Profi und ignorieren Sie meckernde Nachbarn, die sonntagsmorgens noch schlafen wollen.

2 Stellen Sie sich gerade hin, bringen Sie den Bauch durch Anspannen der Muskeln in eine präsentable Form und mähen Sie.

3 Halten Sie beim Mähen die Schultern gerade und leicht nach unten gedrückt. So erzielen Sie den größten Effekt für Ihre Hüften.

4 Bewegen Sie Ihre Hüfte nach links (die rechte Hüfte zeigt nun nach vorne). Rechte Körperseite und auch die Taillenpartie anspannen.

5 Mähen Sie auf diese Weise 20 Sekunden lang, bevor Sie die Hüften wieder in die Ausgangsposition bringen. Nun drehen Sie die Hüfte auf die andere Seite. Mähen Sie auf diese Art die gesamte Rasenfläche.

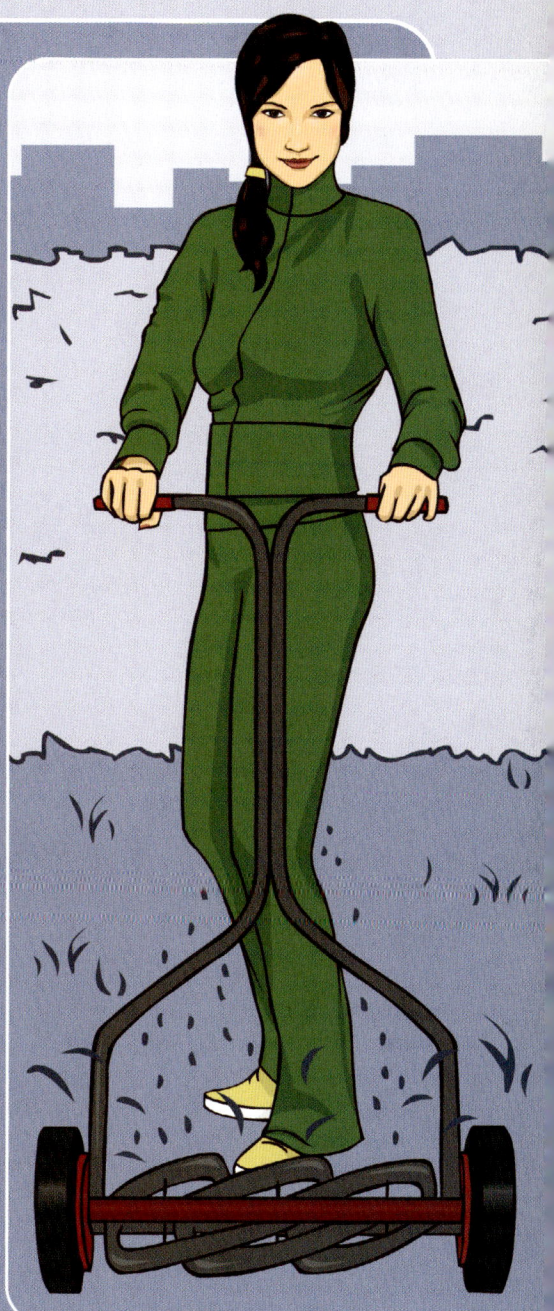

DER GRÜNE DAUMEN

Eins zu sein mit der Natur heißt: Nehmen Sie Ihr Schicksal an! Wenn Sie Ihren Garten nicht in Schuss bringen, wird er bald in den Besitz des World Wildlife Funds übergehen.

Bringen Sie den Wildwuchs wieder unter Kontrolle! Eine notwendige, aber beruhigende Arbeit, die sich perfekt mit Thai-Chi ergänzen lässt. Ausgleichend für Psyche und Körper, bestätigt es Ihre Nachbarn in dem Glauben, dass Sie erleuchtet sind. Oder doch nur verrückt.

SONNENAUFGANG

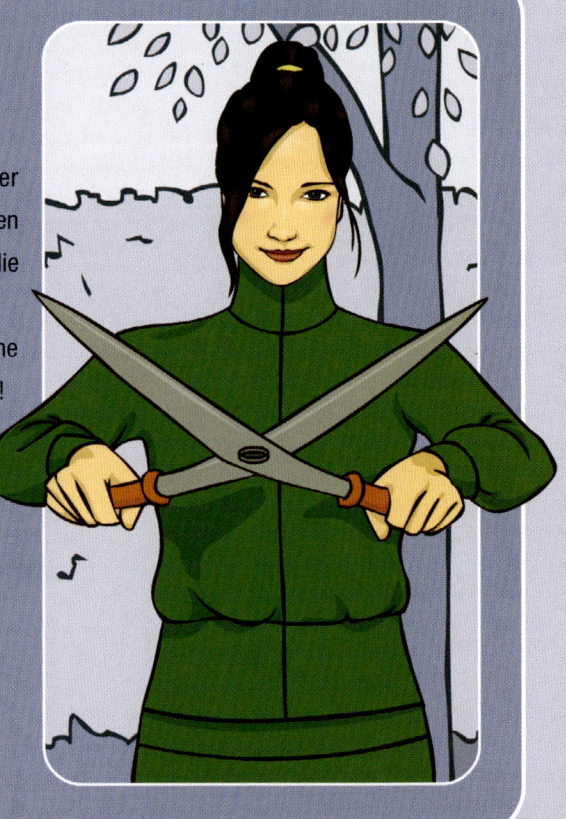

Verbrannte Kalorien: 40 kcal

Beanspruchte Muskeln: Bizeps und Trizeps

1 Ideale Übung, wenn Sie sich mit der Gartenarbeit überfordert fühlen. Im hüftbreiten Stand Knie leicht beugen. Gewicht auf die Füße verlagern.

2 Langsam die Hände (»Sonne«) auf Brusthöhe (»Horizont«) heben. Dabei ernst dreinblicken!

3 Hände und Gesicht zur Sonne erheben (»Sonne erfüllt Ihren Körper mit Licht«). Einen Moment innehalten.

4 Gesicht entspannen, Kopf nach vorn. Arme senken und öffnen. Position göttlicher Erleuchtung einen Moment halten.

5 Arme an die Seiten legen und Gedanken sammeln. Weitermachen.

REGENBOGENMALEREI

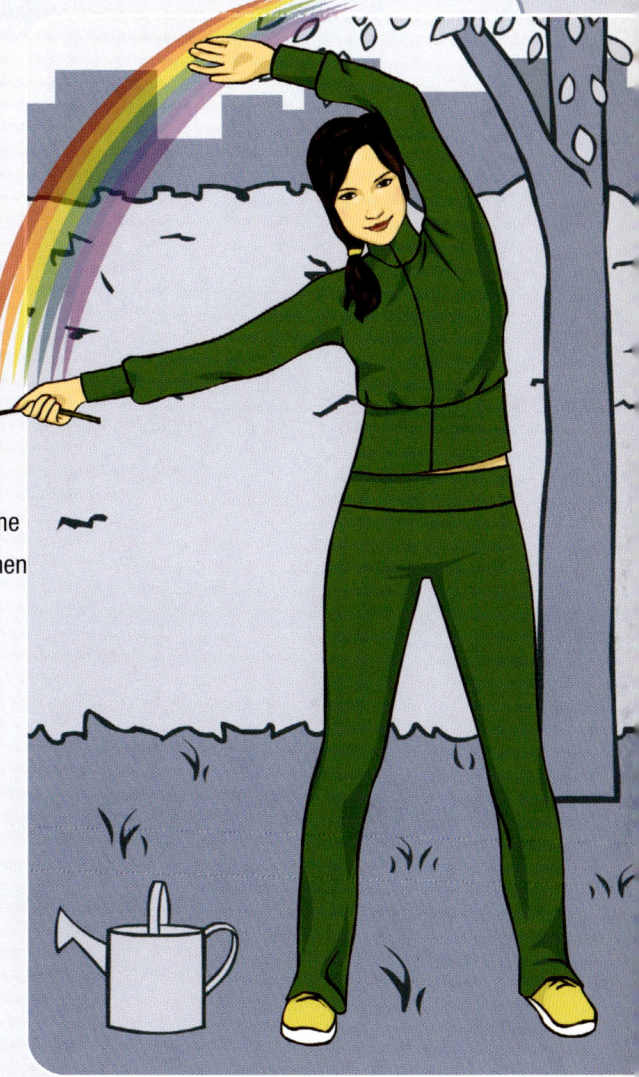

Verbrannte Kalorien: 40 kcal

Beanspruchte Muskeln: gesamter Oberkörper

1 Das mobilisiert die Wirbelsäule: hüftweiter Stand, Arme liegen seitlich am Körper.

2 Die Füßen zeigen nach vorne. Lassen Sie jetzt Ihre Arme seitwärts schwingen und dehnen Sie dabei Ihre Wirbelsäule.

3 Schwingen Sie locker und vorsichtig mehrmals von rechts nach links.

4 Strecken Sie nun Rücken und Beine, um »einen Regenbogen zu malen«. Beide Arme gerade nach oben heben, Handinnenflächen nach außen, so als ob Sie sich Ihrem Schicksal ergeben würden.

5 Arme so parallel wie möglich halten und hin- und herschwingen. Malen Sie einen Regenbogen an den Horizont.

6 Gehen die Arme nach links, wird die Wirbelsäule nach links gebeugt. Mit gestreckten Beinen die Hüfte absenken. Die Arme weiter schwingen und einen kompletten Kreis zeichnen.

7 Nach 3 oder 4 Mal innehalten, den Oberkörper nach vorn kippen lassen. Gesicht, Hals und Schultern entspannen und versuchen, den plötzlichen Blutstrom in den Kopf zu genießen. Wieder aufstehen, eine würdevolle Haltung einnehmen und mit der Gartenarbeit weitermachen.

DER FREUNDLICHE BAUM

Starke, zuverlässige Bäume bieten zahlreiche Nutzungsmöglichkeiten, die Ihrem Körper gut tun.

Bäume bieten nicht nur Halt für Hängematten, sie sind auch ideal für Ihr Training. Sie können sich an ihnen recken und strecken und sie umarmen (Achtung, neugierige Nachbarn!) und wenn Sie mal einen schlechten Tag haben, können Sie ihnen einen kräftigen Tritt verpassen.

BAUMSTÜHLCHEN

Verbrannte Kalorien: 20 kcal / 5 Minuten

Beanspruchte Muskeln:

Schenkel, Po und Bauch

1. Suchen Sie sich einen geeigneten Baum, eine Gartenmauer oder festen Zaun.

2. Lehnen Sie sich mit dem Rücken und Ihrem Körpergewicht an den Baum. Pressen Sie die Hände daran.

3. Bewegen Sie die Beine ein wenig nach vorne und gehen Sie in Sitzposition.

4. Die Beine sind etwa hüftweit auseinander, die Knie im rechten Winkel. Nicht bewegen, gleichmäßig atmen, die Schultern sind entspannt und leicht nach unten gedrückt. Halten Sie mit Beinen und Po das Gleichgewicht. Spüren Sie, wie die Beine zittern? Position so lange wie möglich halten.

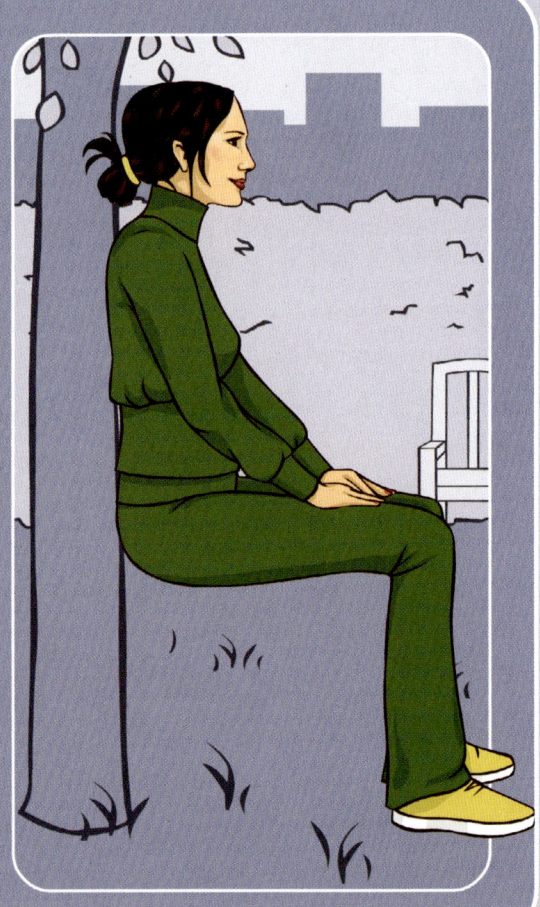

UMARME DEN BAUM

Verbrannte Kalorien: 38 kcal / 5 Minuten

Beanspruchte Muskeln:

Rücken und Bizeps

1 Jetzt brauchen Sie einen schlanken Baum oder Zaunpfahl (Vorsicht, Holzsplitter!). Überprüfen Sie, ob unerwünschte Zuschauer in der Nähe sind.

2 Verschränken Sie liebevoll die Hände um den Stamm. Die Zehen stoßen sanft an den Baum, Beine hüftweit auseinander. Lehnen Sie sich durch Strecken der Arme langsam zurück.

3 Lehnen Sie sich so weit zurück, bis die Arme fast gestreckt und die Ellbogen noch leicht gebeugt sind. Um keinen Preis den Baum loslassen – das führt zu einem blauen Hintern und einem roten Kopf.

4 Ziehen Sie sich mit den Rückenmuskeln und durch Beugen der Ellbogen zurück an den Baum. Zurück in die Ausgangsposition gehen und 15 bis 20 Mal wiederholen.

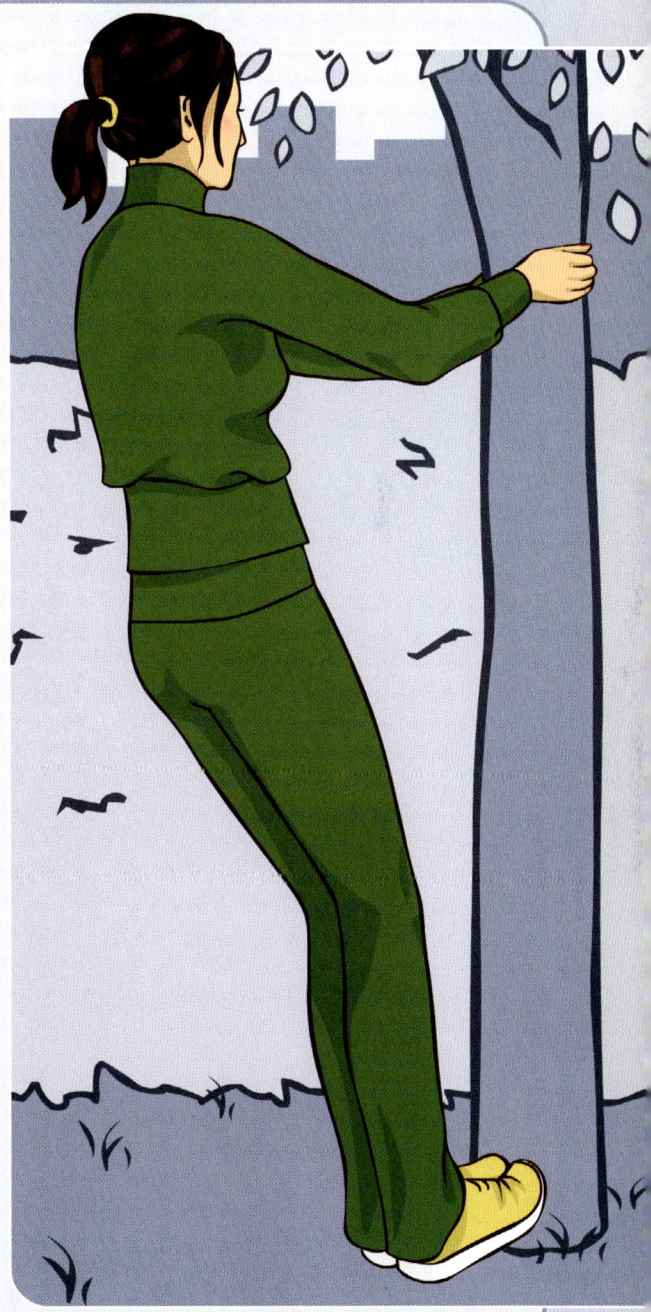

HOCH HINAUS

Kaufen Sie ein Vogelhäuschen, das bringt Ihnen die Natur näher – und wer hätte gedacht, dass Vogelfüttern und Fitness etwas gemeinsam haben?

Je höher das Häuschen hängt, desto besser. Dann können andere Tiere – z.B. Mäuse oder Ihre eigenen Haustiere – nicht drankommen! Und Sie müssen sich beim Füttern mehr anstrengen!

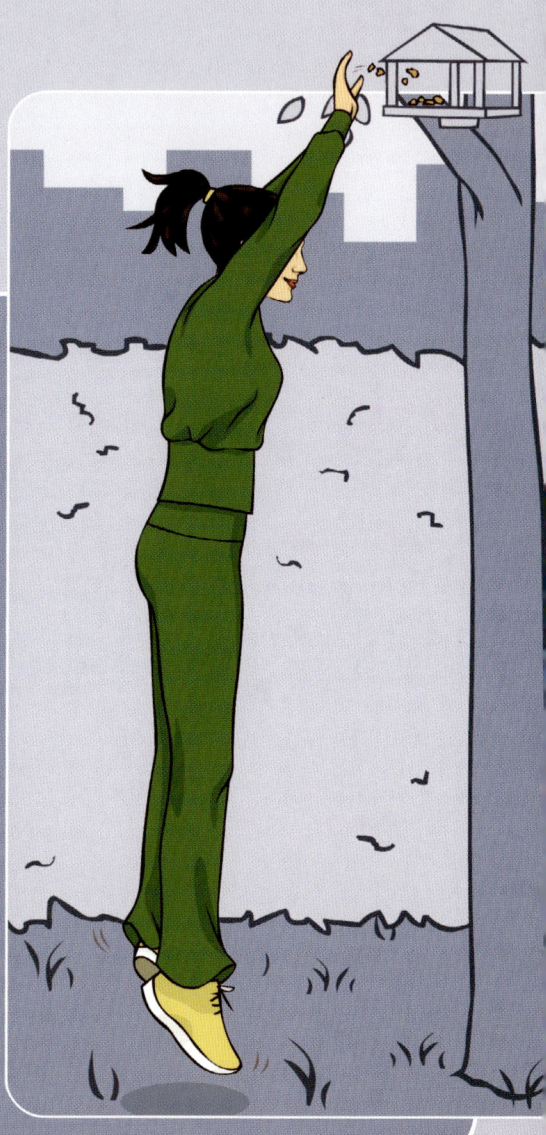

SPATZENFÜTTERUNG

Verbrannte Kalorien: 223 kcal

Beanspruchte Muskeln: Po, Schenkel und Waden

1 Bringen Sie etwas Vogelfutter zum Häuschen. Verscheuchen Sie andere interessierte Gartenbewohner. Halten Sie eine Hand voll Vogelfutter bereit.

2 Knie und Hüfte beugen, in die Hocke gehen. Knie und Zehen bilden dabei eine Linie.

3 Wieder aufrichten. Kurz bevor die Beine ganz gestreckt sind, springen Sie hoch. Beim Sprung etwas Futter ins Häuschen legen.

4 Landen Sie auf beiden Füßen und beugen Sie sofort die Knie- und Sprunggelenke, um die Gelenke nicht zu strapazieren.

5 Wiederholen, bis das Häuschen mit ausreichend Futter gefüllt ist.

DER PERFEKTE SCHNITT

Eine alte Weisheit: Erst eine gestutzte Hecke macht den Garten perfekt, so wie ein perfekter Mann nur durch einen guten Haarschnitt richtig zur Geltung kommt.

Als wichtigstes Hilfsmittel benötigen Sie eine große Heckenschere. Auch der Winkel, in dem die Schere gehalten wird, ist entscheidend, wenn Sie nicht nur die Hecke, sondern auch den Körper in Form bringen wollen.

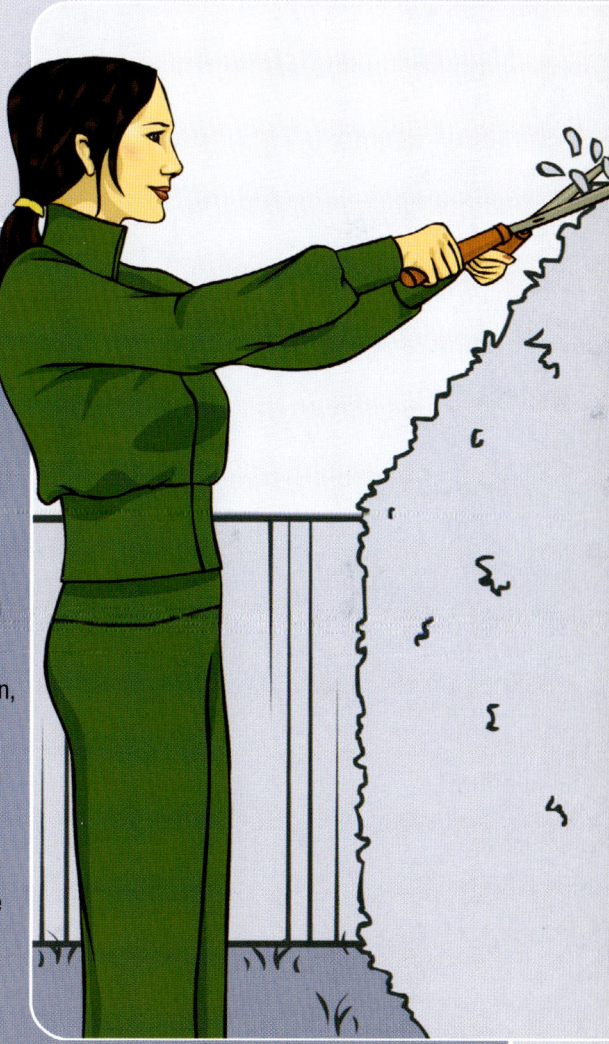

SCHULTERSCHLÜSSE

Verbrannte Kalorien: 108 kcal

Beanspruchte Muskeln: Schultern

1. Heben Sie die Schere etwa auf Schulterhöhe. Strecken Sie die Arme aus, Ellbogen dabei leicht anwinkeln. Beginnen Sie, die Hecke zu schneiden.
2. Spannen Sie die Schultern an. Dabei spüren Sie, wie die Muskeln beansprucht werden. Beim Öffnen der Schere Schulterpartie lockern, beim Schließen Schultern anspannen, die Brustmuskeln zusammendrücken und einen Moment halten.
3. Schneiden Sie einige Minuten lang und trainieren Sie so Schultern und Brust. Kleine Pause: Legen Sie die Schere kurz ab.
4. Zur Entspannung die Schultern rollen, dann die Hecke weiter in Form bringen.

PLYOMETRISCHER
SPIELPLATZ

Immer auf der Suche nach den neuesten Trendsportarten? Tiefseetauchen? Keine Herausforderung. Ein Wüstenmarathon? Anmeldung schon abgeschickt.

Aber in Ihrer direkten Umgebung wartet immer noch die überfällige (und anstrengende) Gartenarbeit. Bei diesen plyometrischen Übungen wird jeder Muskel vor der Anspannung gedehnt. Sie sind das ideale Muskelaufbautraining und machen auch noch Spaß.

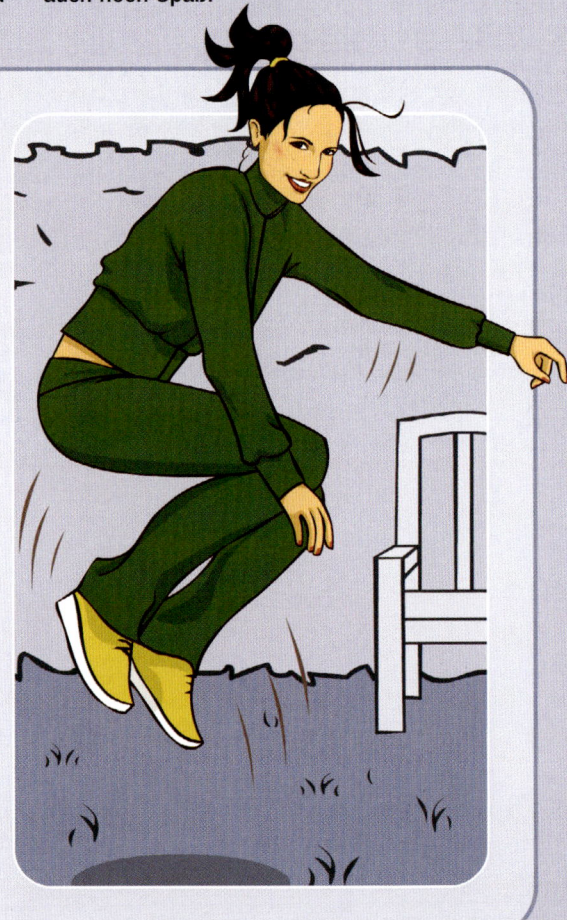

HASENHÜPFEN

Verbrannte Kalorien: 223 kcal

Beanspruchte Muskeln:

Waden, Vorderseite der Oberschenkel und Po

1. Sie werden jetzt zum süßen Häschen! Stehen Sie im hüftweiten Stand.
2. Knie leicht beugen, nach vorn und oben springen, so weit und so hoch Sie können. Dabei den Rücken gerade halten, nicht nach vorne beugen. Arme beim Sprung nach oben schwingen.
3. Auf beiden Füßen landen, dabei Knie leicht beugen, das schont die Gelenke.
4. Aus dieser leichten Hocke Sprung wiederholen. Auf Wunsch dürfen Sie dabei wie ein Häschen mümmeln.
5. Hüpfen Sie quer durch den Garten. Versuchen Sie, Ihr Tempo zu halten.

AUF LANGEN BEINEN

Verbrannte Kalorien: 223 kcal

Beanspruchte Muskeln:

Schenkel, Waden und Hüftflexoren

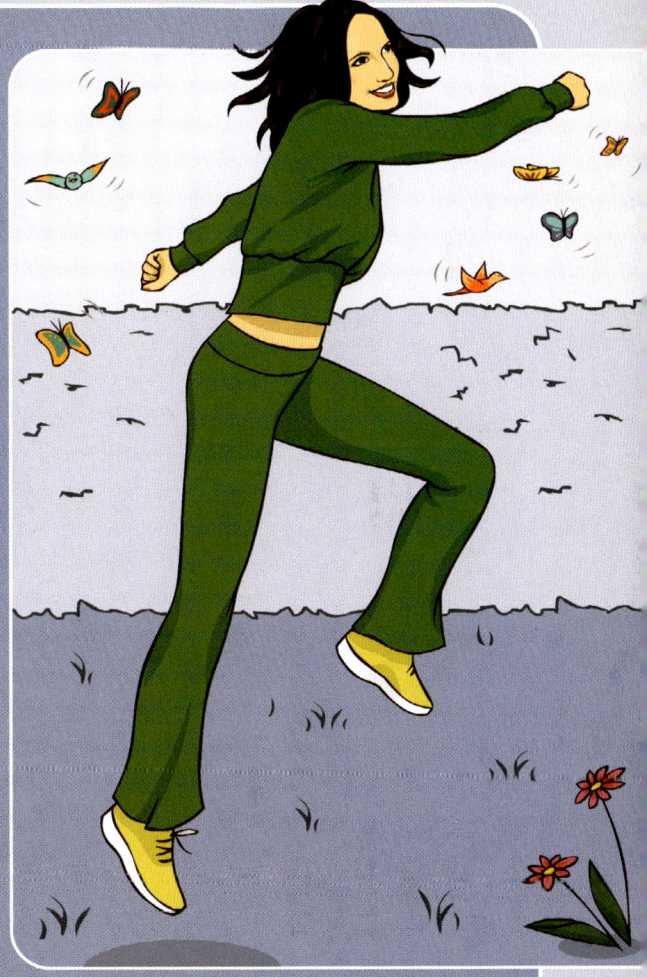

1 Zeit, Ihre langen Beine zu strecken sowie singend und voller Elan und Freude durch den Garten zu springen. Die Welt ist schön, und Sie sind eins mit der Natur. Idealerweise ist diese Übung eine Erweiterung der einfachen Laufbewegung (erinnern Sie sich? Laufen?), da es dieselben Bewegungen erfordert, nur in ausgeprägterer Form.

2 Laufen Sie zunächst ganz normal. Setzen Sie zum Sprung an, indem Sie sich mit dem rechten Fuß abstoßen und das linke Knie nach vorn und nach oben schwingen, so als ob sie einen Fußball kicken würden.

3 Landen Sie auf Ihrem linken Fuß und stoßen Sie sich wieder ab, diesmal schwingt das rechte Knie nach oben und nach vorne. Die Arme unterstützen die Vorwärtsbewegung.

4 Stellen Sie sich vor, Sie laufen über einen tropischen Strand und ein sanfter Wind streift Ihr Haar. Achtung: Bremsen Sie rechtzeitig vor Zäunen, Skulpturen, Mauern oder anderen Hindernissen ab!

5 Machen Sie ca. 10 Sprünge (überraschend anstrengend). Widmen Sie sich dann wieder kurz der Gartenarbeit, bevor Sie erneut zu weiteren Sprüngen ansetzen.

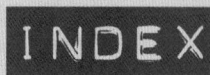